Das Offizielle Endgültige
Handbuch
für

Patienten

Von Dr. med. Michael Funcke
Illustriert
von Betty Sack

TOMUS

© Tomus Verlag GmbH, München 1991
Alle Rechte der Verbreitung, auch durch Fernsehen, Funk, Film,
fotomechanische Wiedergabe, Bild- und Tonträger jeder Art,
sowie auszugsweiser Nachdruck vorbehalten.
Satz: OK Satz GmbH, Gröbenzell
Druck und Bindearbeiten: Ebner Ulm
1 2 3 4 5 - 95 94 93 92 91
Auflage Jahr
(Jeweils erste und letzte Zahl maßgeblich)
ISBN: 3-8231-0811-5

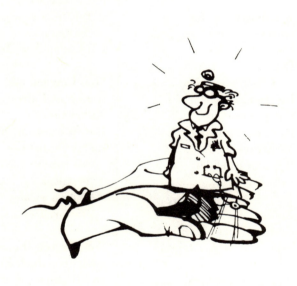

Aus dem Inhalt

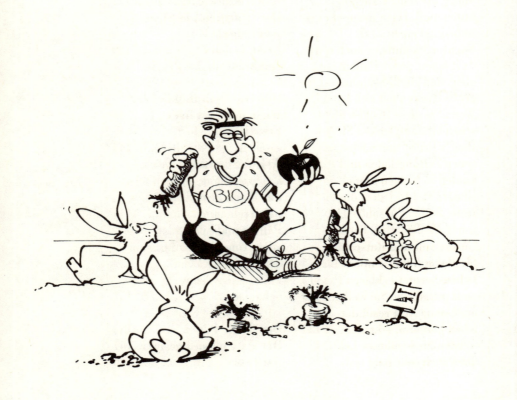

Vorwort

Ein wahrer Patient ist ein Mensch, der gerne und oft zum Arzt geht, weil er weiß, daß seine Gesundheit sein höchstes Gut ist und daß er sie daher wie seinen Augapfel hüten muß. Dazu braucht er unbedingt einen Arzt. Eventuell könnte er auch ohne Arzt leben, jeder Patient weiß aber, daß ein Leben ohne Arzt große Risiken mit sich bringt. Wenn Sie diese Risiken nicht scheuen, dann lenken Sie bitte Ihre Schritte zum nächstgelegenen Zeitungsladen und kaufen sich einen Stapel Illustrierte! In jedem dieser Hefte finden Sie zahlreiche wertvolle Tips zum Thema Gesundheit und Ratschläge für Ihren Alltag. Superschlaue Lebensberater erklären Ihnen ganz genau, wie Sie vielleicht auch ohne Arzt gesünder leben könnten. – Leider werden Sie bei dieser Lektüre aber auch sehr bald fest-stellen, daß solche todsicheren Geheimrezepte einen schwerwiegenden Haken haben: *Alle Dinge, die im Leben wirklich Spaß machen, sind entweder verboten, oder unmoralisch, oder sie gefährden Ihre Gesundheit!*

Merke:
Sie können sich Ihr Leben, wenn Sie diese Regeln befolgen, ganz schön vermiesen.

Für den leidenschaftlichen Patienten ergibt sich folgerichtig, daß er eigentlich nur zwei Möglichkeiten hat:
a) Er befolgt solche Ratschläge, muß dann aber mit zwei logischen Konsequenzen rechnen:

1. Er führt ein mieses Leben.
2. Er stirbt gesund.

b) Er genießt sein Leben und all die schönen Dinge, die damit verbunden sind, in vollen Zügen, wird dann aber zwei andere Konsequenzen in Kauf nehmen müssen:

1. Er ist ein glücklicher Mensch.
2. Er braucht gelegentlich einen ARZT.

Ich für meine Person gehöre zum zweiten Typ, dem „b-Typ": Wenn Sie auch dazu gehören, dann ist dieses Buch für Sie lebenswichtig. Sind Sie aber ein „a-Typ", so können Sie das Buch an dieser Stelle zur Seite legen und an einen „b-Typ" aus Ihrem Bekannten- oder Verwandtenkreis verschenken.

Als „b-Typ" benötigen Sie, wie gesagt, regelmäßig ärztliche Betreuung. Unsere Ärzte sind an und für sich meist gutmütig und harmlos, jedenfalls außerhalb ihrer Praxis oder des Krankenhauses. Und gelingt es Ihnen, für Ihre nächste Gartenparty oder Ihren Silvesterball einen oder gar mehrere Ärzte einzuladen, so bereichern Sie den Kreis Ihrer Gäste ungeheuer, und das gesellschaftliche Niveau Ihrer Feste steigt mächtig an. Diese Art der Begegnung mit Ärzten ist in der Regel wenig bedrohlich und frei von Gefahren für Leib und Leben. Bei solchen Anlässen können Sie einfache Gesundheitsprobleme gleich mit Ihrem Gast besprechen.

Ärzte hängen mit Leib und Seele an ihrem Beruf und lieben es geradezu, auch in ihrem Privatleben die Leiden ihrer Mitmenschen anzuhören und ihnen gute Ratschläge zu erteilen. (Genauso wie Sie es lieben, daß Sie, wenn Sie Maurer sind, an jedem Wochenende einem anderen Nachbarn kostenlos drei neue Wände aufstellen dürfen). Und nur die wenigsten werden Sie auf einer Party auffordern, sich auszuziehen, damit sie Sie gleich gründlich untersuchen können. Ein weiterer Vorteil ist, daß Ihnen dabei auch nicht so gefährliche Dinge wie Spritzen, Einläufe und Magen- oder gar Darmspiegelungen drohen. Die gelegentlich geäußerte Warnung, Sie bekämen am nächsten Tag für solche Fragen eine Rechnung, ist ein uralter Witz, das müssen Sie nicht ernst nehmen.

Gelingt es Ihnen aber nicht, einen Arzt zu Ihrer Gesellschaft einzuladen, oder handelt es sich um ein Leiden, welches besser in kleinerem Kreis diskutiert werden sollte, dann, ja dann müssen Sie sich einen Arzt suchen! Jetzt kommen wir zur schwierigsten Frage des ganzen Buches, einer Frage, welche bisher nur ganz wenige Menschen richtig lösen konnten. Ich will im folgenden versuchen, Ihnen zu helfen! Die entscheidende Frage lautet:

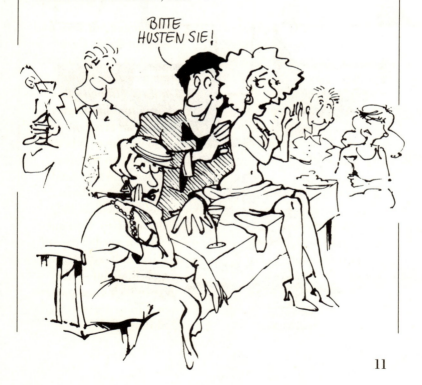

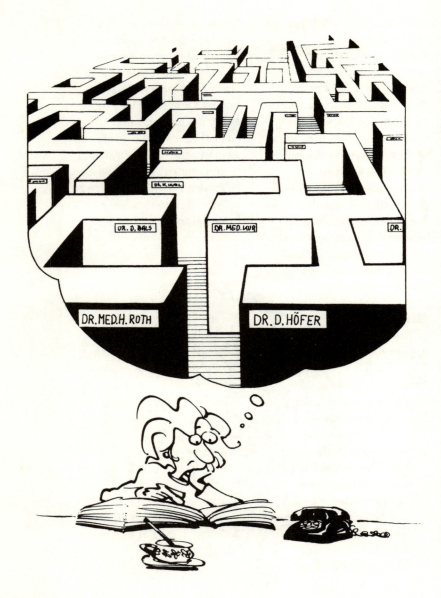

Wie finden Sie
den passenden Arzt?

Unsere Krankenkassen stehen auf dem Standpunkt, es gäbe zu viele Ärzte. Das mag für die Versicherungen vielleicht schmerzhaft sein, uns kommt das sehr entgegen, besonders auf der Suche nach einem für uns geeigneten Arzt:

Merke:
Je größer das Angebot, desto größer die Auswahl.

Nun stehen Ihnen mehrere Möglichkeiten offen, den Arzt Ihrer Wahl zu finden:

a) Sie gehen zum Hausarzt Ihrer Familie, welcher Sie seit ... Jahren kennt.
   (Gefahrenklasse 1–2)
b) Sie wählen den Arzt, welchen Ihre Nachbarin/ Bekannte/Freundin/ Sekretärin, Ihr Hausfreund/Ehemann/ Friseur etc. empfiehlt.
   (Gefahrenklasse 3–4)
c) Sie suchen den nächstgelegenen Arzt aus dem Branchenverzeichnis aus.
   (Gefahrenklasse 7–8)

Apropos Branchenverzeichnis: Dort finden Sie die Ärzte eingeteilt nach praktischen Ärzten, Allgemeinärzten und Fachärzten. Dies ist wieder einmal eine der absolut irreführenden Aufgliederungen, wie es sich nur eine Behörde ausdenken kann. Was Sie brauchen, ist eine Einteilung zum Beispiel nach Alter, Geschlecht, Aussehen oder noch besser nach Trefferquoten bei Diagnose und Therapie. Nur daran kann sich doch der Laie wirklich informieren. Leider wehrt sich selbst die Ärztekammer immer noch gegen solche Verbesserungsvorschläge, obwohl sie doch wirklich einleuchtend sind.

Wünschenswert wären vielleicht auch farbig gedruckte Bildkataloge mit Hinweisen auf Spezialgebiete wie Akupunktur, Neural- und Ozontherapie oder Bindegewebsmassagen. Leider bezeichnen das unsere Juristen aber als unerlaubte Werbung. Es bleibt Ihnen daher kein anderer Weg, als den Sprung ins kalte Wasser zu wagen und in heroischem Selbstversuch verschiedene Ärzte auszuprobieren. Keine Angst, so gefährlich das auch klingen mag, wenn Sie die folgenden Grundregeln beachten, verringert sich die Gefahr für Schäden an Leib und Leben erheblich.

Unser Spezial-Tip: Fertigen Sie von allen Ärzten, welche mit Ihnen in Berührung kamen, heimlich ein Farbfoto an, kleben Sie dies in ein Fotoalbum und notieren Sie unter jedem Bild die speziellen Eigenarten und Begabungen des Arztes. Gründen Sie in Ihrer Gemeinde eine Ärzte-Informations-Austausch-Börse. Ordnen Sie das Album alphabetisch. Verlangen Sie für jede Informationsweitergabe eine Mark. Geben Sie das so verdiente Geld für Ihre Gesundheit aus!!

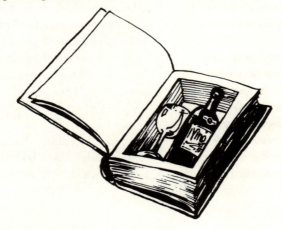

Die Bibliothek des Patienten

Bevor sich ein cleverer Patient in ärztliche Behandlung begibt, muß er gründlichst informiert und aufgeklärt sein. Es darf ihm auf keinen Fall genügen, sich jede Folge der „Sprechstunde" im Fernsehen anzuschauen. Er muß seine Kenntnisse durch das Studium von Fachliteratur ergänzen. Als besonderen Leserservice will ich ihm hier eine Minimalausrüstung für seine Hausbibliothek vorstellen. Die folgenden Werke gehören grundsätzlich dazu: Ein gutes Arztbuch, ein medizinisches Wörterbuch, die Rote Liste (siehe weiter hinten), ein, besser mehrere Hefte mit gültigen Krankenscheinen, ein Stoß Vorsorgeberechtigungsscheine, die amtliche Gebührenordnung für Ärzte, der deutsche Krankenhauskalender, ein Verzeichnis der europäischen Kurbäder und Luftkurorte, Diätanweisungen für den Umgang mit Cholesterin, Zucker und Harnsäure, Homöopathie für jedermann, die Memoiren von Pfarrer Kneipp, die Lebensbeichte von Herrn Köhnlechner sowie ein StGB (Strafgesetzbuch unter besonderer Berücksichtigung der Abschnitte, welche sich mit Körperverletzung befassen). Dazu sollten Sie noch einige gängige medizinische Zeitschriften abonnieren. Im Handel finden Sie sicher auch ein paar Videokassetten, welche sich mit der menschlichen Anatomie und ihren Entgleisungen beschäftigen. Die audio-visuelle Information prägt sich besonders gut ein!

Patienten mit einer gutsortierten Hausbibliothek stellen keine dummen Fragen und sind bei jedem Arzt beliebt!

Merke:
Täglich eine Stunde Weiterbildung über Ihre Gesundheit ist ebenso wichtig wie die empfohlene Stunde Körperertüchtigung, die unsere Ärzte immer wieder von Ihnen verlangen – vielleicht sogar noch wichtiger!

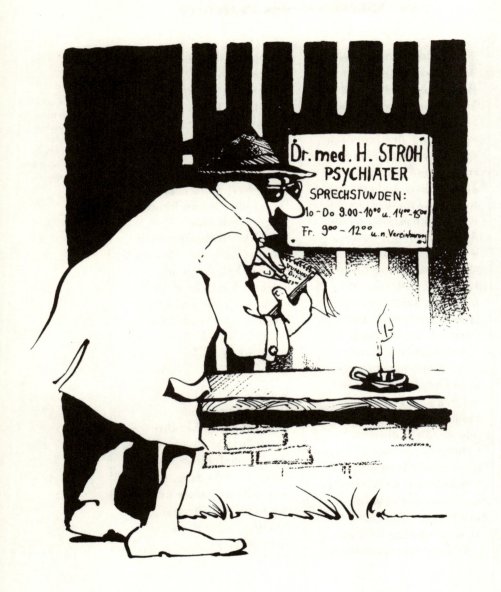

Sprechstundenzeiten

Grundregel: Schauen Sie sich erst einmal gründlich die Sprechstundenzeiten der Ärzte an! (Das Schild finden Sie außen an der Praxis, Sie müssen dazu nicht einmal in den eigentlichen Gefahrenbereich vordringen). Anschließend studieren Sie genau die Zahl der Sprechstunden pro Woche, sie gibt Ihnen erstaunlich exakte Daten über zum Beispiel Alter und Qualität unserer Ärzte.

a) **30–40 Stunden pro Woche:** Dieser Arzt ist noch jung und braucht viele Patienten (und viele Krankenscheine, um seine Kredite zurückzuzahlen). Er bemüht sich sehr um Sie, er hat Zeit für Sie und hört Ihnen zu. Sein Wissen steht (noch) auf dem neuesten Stand. Gelegentlich blättert er in seinen alten Lehrbüchern herum, das kann Ihnen aber nur zugute kommen! Was ihm an Erfahrung fehlt, ersetzt er problemlos durch aktuelles Wissen aus unseren Universitätskliniken, die ja stets ihr Ohr am Puls der Zeit haben.

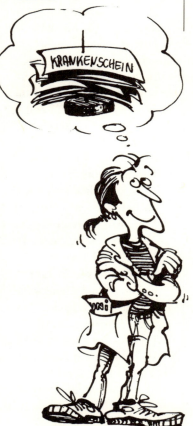

b) 10–20 Stunden pro Woche: Der Arzt befindet sich auf dem Höhepunkt seiner medizinischen Kenntnisse. Was er vom Studium her vergessen hat, ersetzt er durch abgrundtiefe Erfahrung. Er bemüht sich nicht mehr ganz so viel um Sie, dafür kommt er auf Grund seiner Berufserfahrung schneller zur richtigen Diagnose – wenn überhaupt – und hat daher gerade ausreichend Zeit für Sie. Er hört noch relativ gut zu.

c) Sprechstunden „nur nach Vereinbarung": Dieser Arzt ist sicher schon etwas älter. Er hat zwar die meiste Erfahrung aufzuweisen, aber die von ihm verordneten Medikamente sind schon seit über 20 Jahren auf dem Markt, und seine Hände zittern leicht. (Vor allem Chirurgen sollte man in solchen Fällen meiden, sie haben meist einen üblen Tatterich, und dementsprechend sehen dann Ihre Narben aus – und eventuell auch Ihr Inneres!)

Außerdem hat der alte Arzt schon genug Geld verdient und reißt sich wegen Ihnen kein Bein mehr aus. Patienten interessieren ihn nur noch insoweit, als daß er sich ohne sie langweilen würde, er hat sonst keine Beschäftigung mehr. **Die Tatsache, daß Sie einen Termin brauchen, bedeutet nicht, daß Sie bei ihm nicht ebenfalls stundenlang warten müßten.**

Selbst als väterlicher Berater ist der ältere Arzt weniger geeignet, da er seine eigenen Jugendprobleme – falls er jemals welche hatte – längst vergessen hat, kann er natürlich auch die Ihren nicht ganz nachvollziehen.

Merke:
Ein älterer Arzt besitzt auch ein älteres EKG-Gerät. Daran angeschlossen können Sie leicht mal eins gewischt bekommen.

(Anmerkung: Bei der Verordnung von Schlaftabletten ist er allerdings überaus großzügig, leidet er doch selbst ganz erheblich an der senilen Bettflucht, das heißt, ab 3 Uhr morgens liegt er ohne Schlaftabletten wach, genau wie Sie).

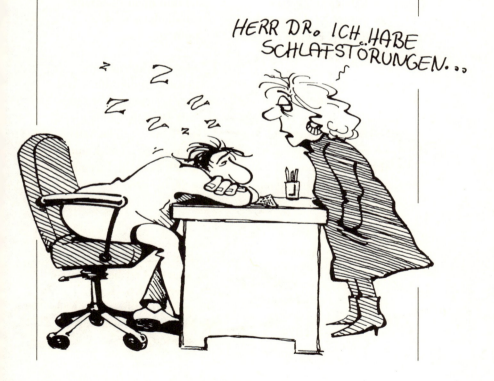

Die Anmeldung

Nachdem Sie sich als Patient festen Herzens entschlossen haben, den Arztbesuch zu wagen, müssen Sie sich bei ihm anmelden. Mit verständlicherweise leichtem Zittern betreten Sie die heiligen Hallen und befinden sich prompt vor einem Stehpult. Dahinter herrscht gähnende Leere. Nachdem Sie es sowieso nicht sehr eilig haben, warten Sie geduldig. (In dieser Situation „Hallo" zu rufen, hat sich nicht bewährt, das mögen die

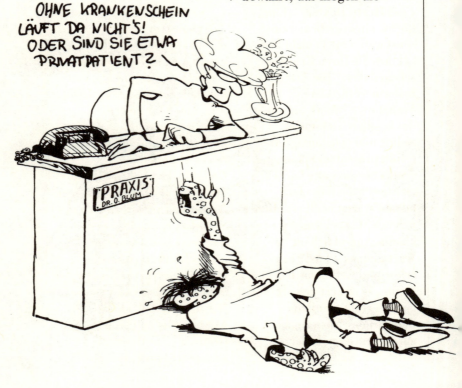

Sprechstundenhilfen gar nicht). Bis jemand kommt, wenn jemand kommt, bleibt Ihnen nichts anderes übrig, als Ruhe zu bewahren. (Strenggläubige Menschen benutzen diese Minuten für ein stilles Gebet).

Erscheint die Vorzimmerdame, können Sie das Wort ergreifen: „Ich will zu Frau/Herrn Doktor!" (Eine höchst unnötige Bemerkung, sonst wären Sie ja nicht hier). „Haben Sie Ihren Krankenschein dabei?" Die Arzthelferin ist für klare Verhältnisse! Wenn Sie nun das kostbare Dokument richtig und vollständig ausgefüllt präsentieren können, ernten Sie das erste Lächeln, meistens jedenfalls. Jetzt kommt's, jetzt heißt es: „Bitte nehmen Sie noch einen kleinen Augenblick im Wartezimmer Platz!" Ein erlösendes Gefühl nach dem Motto „Es dauert ja nicht lange" erfüllt Sie. Beim Betreten des Wartezimmers müssen Sie dann leider feststellen, daß Sie dieses

Glücksgefühl getäuscht hat und Sie den kleinen Moment mit dreißig anderen Patienten teilen müssen, die alle bereits vor Ihnen da waren: Dreißig gelangweilte Gesichter blicken kurz von den Horoskopen oder den Fortsetzungsromanen in uralten Zeitungen auf, um postwendend wieder in die typische Wartezimmerlethargie zu verfallen.

Der Zeitbegriff unserer Ärzte unterscheidet sich ein klein wenig von unserem eigenen. Ein kleiner Moment bedeutet dort ungefähr drei Stunden. *Sagt aber die Sprechstundenhilfe: „Heute dauert es ein wenig länger, aber Sie haben doch Geduld?", so gehen Sie am besten noch einmal nach Hause und versorgen sich mit Schlafsack, Spirituskocher und reichlich Konserven, also all dem, was Sie zu einem Überlebenstraining ungefähr mitnehmen würden.* Der Arzt Ihrer Wahl ist nämlich eine weit über die Grenzen seines Einzugsgebietes hinaus berühmte

Kapazität. (Vielleicht überlegen Sie es sich noch einmal und gehen nach nebenan, zu dem Doktor mit dem halbleeren Wartezimmer. Er mag zwar keine so große Berühmtheit sein, aber bei manchen Krankheiten kann zu langes Warten gefährlich werden).

Sollten Sie den schweren Fehler begehen, ohne gültigen Krankenschein beim Arzt aufzukreuzen, kann es unter Umständen recht ungemütlich werden. In diesem Falle spielen Sie sich besser als Privatpatient auf und schicken den Krankenschein mit der Post nach. Sie haben sich eben geirrt, das kann doch jedem mal passieren. **Sie können die Wartezeit, zumindest einmal, wesentlich abkürzen, indem Sie einen akuten Blutsturz bekommen.** Das bedeutet aber eine gute Zusammenarbeit mit Ihrem Metzger, denn der schlachtet nur montags, und woher sollen Sie sonst das dazu benötigte Blut bekommen.

**Merke:
Es ist ein Zeichen mangelnder medizinischer Bildung, für einen Blutsturz das eigene Blut zu verwenden.**

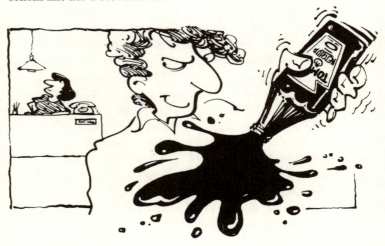

Das Wartezimmer

Grundregel: Bevor Sie sich bei der Sprechstundenhilfe unwiderruflich anmelden, schauen Sie sich das Wartezimmer des Arztes an! Es ist sozusagen seine Visitenkarte und gibt Ihnen wertvolle Aufschlüsse über seine Persönlichkeit, sein medizinisches Wissen, seine Erfahrungen und Fähigkeiten.

a) Nierentische:
   Praktiziert seit ca. 1953
b) Gelsenkirchener Barock:
   Praktiziert seit ca. 1963
c) Glas und Edelstahl:
   Praktiziert seit ca. 1973
d) Plastikmöbel:
   Praktiziert seit ca. 1983
e) Echt antike Einrichtung:
   Fragen Sie sicherheitshalber vor der Angabe Ihrer persönlichen Daten noch einmal nach, ob dieser Arzt auch wirklich Kassenpatienten behandelt! Andernfalls könnten Sie später einmal eine sehr böse Überraschung erleben!

Sehen Sie sich aber auch die ausliegenden Zeitungen und Zeitschriften genau an: Finden Sie dort die neuesten Ausgaben von zum Beispiel Quick, Stern, Spiegel etc., so verlassen Sie die Praxis sofort leise und unauffällig. Dieser Arzt ist ganz neu niedergelassen – er wird an Ihnen herumexperimentieren, um seine ersten Erfahrungen zu sammeln. Wartezimmerstühle haben stets unbequem zu sein, das ist ein ungeschriebenes Gesetz.

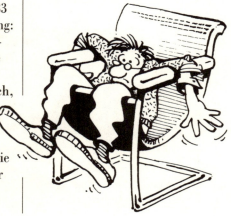

Merke:
Ein bequemer Stuhl könnte
im Patienten Wohlbehagen
auslösen, ein Gefühl, welches
in einer Arztpraxis völlig fehl
am Platz ist.

Wenn das Mobiliar im Wartezimmer Ihres Arztes Sie auch immer wieder an die letzte Sperrmüllsammlung erinnern mag, so bedenken Sie bitte: Dies hat nichts mit seinen medizinischen Fähigkeiten zu tun, es ist lediglich Ausdruck seiner Sparsamkeit. Auch die schlechte Beleuchtung im Wartezimmer ist nicht die Schuld des Arztes. Sie hängt mit den enormen Stromkosten zusammen. In dieser gemütlichen Atmosphäre läßt sich viel leichter ein kleines Schwätzchen mit den anderen Patienten halten.

Merke:
Im Wartezimmer gelten
andere Gesetze. Im
Wartezimmer kommen Sie
länger und gründlicher zu
Wort als im Sprechzimmer!

(Dazu ein kleiner Tip: Es lohnt sich nicht, die alten Stiche und die wertvollen Kunstdrucke aus einer Arztpraxis zu stehlen, handelt es sich doch um billigste Nachdrucke, welche von der pharmazeutischen Industrie zu Hunderttausenden an alle Ärzte verschenkt werden.)

Ein weiterer wichtiger Hinweis, der Ihnen den Umgang mit Ihrem Arzt erleichtert: *Bereiten Sie Ihrem Arzt eine kleine Freude, und legen Sie Ihre Kleidung bereits im Wartezimmer ab. Das An- und Ausziehen im Sprechzimmer nimmt dem Arzt viel Zeit weg, in der er wichtigere Dinge erledigen kann. (Dies gilt insbesondere für Trägerinnen von Korsetts und Strumpfhosen. Ihre Mitpatienten werden Ihnen dabei gerne zur Hand gehen!)*

Das Arzt-Patient-Verhältnis

Und so erhalten Sie noch mehr wichtige Informationen über Ärzte:

a) Das Haus des Arztes:
Ein Arzt besitzt kein Haus! Er lebt in einer Villa – und zwar im Grünen. Wohnt er zum Beispiel in einer Doppelhaushälfte, dann gehört er zu der Kategorie der jungen Ärzte, welche frisch von der Klinik kommen; er weiß das Neueste, aber seine Erfahrungen könnten noch zu wünschen übriglassen. Steht dagegen seine Villa auf einem Grundstück von über 2000 Quadratmetern, so behandelt er wahrscheinlich nur Privatpatienten – überprüfen Sie bitte erst einmal Ihre Versicherung.

Und hier ein Ratschlag für Patienten, welche bereits den Arzt ihrer Wahl gefunden haben: Die Villa Ihres Arztes gibt Ihnen viele Möglichkeiten, ihn zu verpflichten und ein enges Arzt-Patienten-Verhältnis aufzubauen. Da ist zum Beispiel der Rasen: Er muß ab und zu gemäht

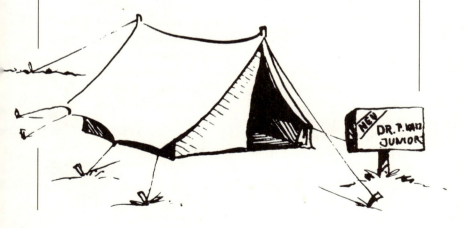

werden. Alles klar? Noch besser natürlich, wenn Sie irgendein Handwerk beherrschen, denn jedes Haus will regelmäßig repariert werden. Wenn Ihnen aber gar nichts Gescheites einfällt, dann denken Sie doch einfach an die vielen ekelhaften Arbeiten, die Sie bei sich zu Hause immer wieder aufschieben wie das Reinigen der Dachrinne, das Streichen des Abstellraumes und das Scheuern des Garagenfußbodens.

Merke:
Je größer das Haus Ihres Arztes, desto mehr Krankenscheine rechnet er ab = desto mehr weiß er = desto besser ist er!

---

b) Das Schwimmbecken des Arztes:
Ältere Ärzte besitzen ein nierenförmiges Schwimmbecken. Das stammt aus der Zeit, als die Anatomie noch eine wichtige Grundlage ärztlichen Wissens war. Heute sind Schwimmbecken rechteckig – das hängt vermutlich irgendwie mit der Psychologie

zusammen –, niemals rund. (Runde Schwimmbassins stammen aus Versandhäusern und sind daher Billigware, also nichts für Ärzte!)

c) Das Auto des Arztes:
Der normale deutsche Arzt fährt Mercedes. Der normale deutsche Metzger fährt ebenfalls Mercedes. Damit Sie die beiden unterscheiden können, führt der Arzt an seinem Mercedes ein Arztschild an der Windschutzscheibe, der Metzger eine Anhängerkupplung am Heck.

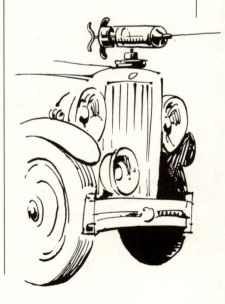

Ältere Ärzte bevorzugen gelegentlich einen BMW – so wirken sie sportlicher und damit jünger.

Kinderärzte bevorzugen Autos mit viel Gepäckraum, da sie neben ihren Hunden auch noch ihre oft zahlreiche Brut transportieren müssen. Sie haben erfahrungsgemäß mehr Kinder als andere Ärzte, weil sie gegen Kinder besser abgehärtet sind.

Landärzte kaufen sich große Geländewagen und achten darauf, daß diese stets intensiv mit Schlamm und Dreck bespritzt sind, um zu demonstrieren, daß sie noch Hausbesuche machen – beim Arzt von heute nicht mehr unbedingt eine Selbstverständlichkeit. *Vorsicht vor Ärzten mit Kleinwagen, sie neigen zu Sparsamkeit, auch bei ihren Verordnungen!*

Merke:
Die Qualifikation eines Arztes zeigt sich in erster Linie in seinen Vermögenswerten – Zeugnisse von irgendwelchen Universitäten sagen gar nichts aus!

Und hier noch ein Ratschlag für Patienten, welche bereits den Arzt Ihrer Wahl gefunden haben: Das Auto Ihres Arztes will gepflegt werden. Verkürzen Sie sich die lange Wartezeit, indem Sie sich von der Sprechstundenhilfe Schwamm und Eimer ausbitten und das Auto Ihres Arztes gründlich reinigen. Und vergessen Sie dabei auch nicht, den Ölstand, den Reifendruck und den Wasserpegel der Scheibenwaschanlage zu überprüfen! Der Profi unter den Patienten leert dazu noch die Aschenbecher, vor allem im Fond, denn schließlich gehören die Ärzte zu der Berufsgruppe, welche die meisten Raucher aufzuweisen hat.

Auch das gehört zur Hygiene!

27

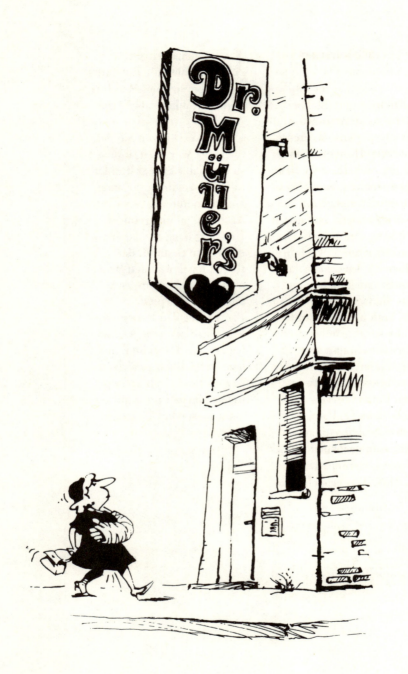

Reklame ist leider verboten

Völlig unverständlicherweise steht im Gesetz, daß den Ärzten jegliche Werbung verboten ist. Dieses Gesetz wurde mit Sicherheit von den Juristen gemacht, zum einen, weil sie grundsätzlich auf Ärzte neidisch sind und es seit jeher waren, und zum anderen weil sie selbst keine Werbung betreiben dürfen und es daher den Ärzten auch nicht gönnen. Im Ausland gibt es ein solches Verbot nicht, – wozu auch, die Ärzte gehören zu den Dienstleistungsgewerben wie die Makler, Anlageberater und Vermessungsingenieure. Für den Patienten wäre das Leben doch viel einfacher, wenn ihm Leuchtreklamen den Weg zum nächsten Frauenarzt, Orthopäden oder praktischen Arzt erleichtern würden.

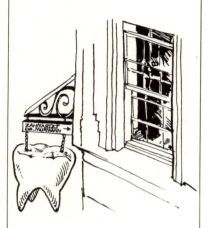

Machen Ärzte Reklame, so gilt das bei uns als standeswidrig. Da hilft nur ein kleiner Trick, nämlich die Urlaubsanzeige. Schlagen Sie doch einfach die nächstbeste Tageszeitung auf! Und was finden Sie da:

Dr. med. Alois Enddarm
Arzt für Proktologie
Sprechstunden: Montag –
Freitag von 9–12
Die Praxis ist vom
2.–4. April geschlossen.

Zwei Tage später:

Dr. med. Alois Enddarm
Arzt für Proktologie
Sprechstunden: Montag –
Freitag von 9–12
VOM URLAUB zurück!

Macht unser guter Dr. End-darm sechsmal Urlaub im Jahr, so erscheint die Anzeige mit seinen Sprechzeiten mindestens zwölfmal. Das ist legale Werbung. Leider darf das Schild an der Arztpraxis auch nicht in Signalfarben angestrichen sein, so sehr das den Patienten der Augenärzte entgegenkäme.

Natürlich ist die beste Werbung für einen Arzt die sofortige Heilung seiner Patienten. Aber wer nimmt sich schon selbst seinen Brot-erwerb weg. **Die wesentliche Kunst der Ärzte besteht doch darin, den Patienten so zu behandeln, daß er sich besser fühlt, aber niemals so gut, daß er nicht mehr zum Arzt muß!!** (Schließlich könnten die Autofabrikanten schon seit dreißig Jahren rostfreie Autos herstellen, aber ganz blöd sind die ja auch nicht.)

Die wichtigste Werbung für den Arzt ist die „Mund-zu-Mund"-Reklame (bitte nicht verwechseln mit der

Mund-zu-Mund-Beatmung, das ist etwas völlig anderes). Haben Sie also ein Herz für die ohnehin bedrohte Existenz unserer Ärzte und empfehlen Sie sie weiter. Irgendeine gute Eigenschaft muß schließlich auch IHR Hausarzt haben. Hier ein paar zugkräftige Aussagen:

Für junge Frauen: Er sieht einfach glänzend aus!
Für junge Männer: Er schreibt jeden traumhaft lange krank!
Für ältere Männer: Er ist berühmt für seine Behandlungsmethoden bei Impotenz!
Für Kinder: Er hat eine riesige Schublade mit lauter Gummibärchen!

Fällt Ihnen aber zu Ihrem Hausarzt rein gar nichts ein, so gibt es da immer noch den Trick mit dem Geheim-rezept: „Also wissen Sie, mein Hausarzt hat da ein Mittel gegen Gedächtnisschwund. Seit ich das nehme, habe ich bei ihm keinen Termin mehr versäumt!"

Werden Sie zu schnell gesund, leidet das Selbstbewußtsein Ihres Arztes – vielleicht wären Sie auch ohne ihn gesund geworden. Werden Sie zu langsam gesund, leidet das Selbstbewußtsein Ihres Arztes – vielleicht hat er was falsch gemacht. Kontrollieren Sie Ihr Timing!!!

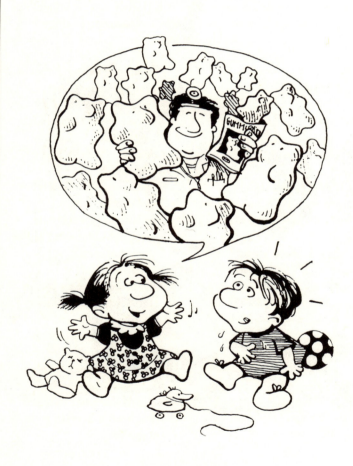

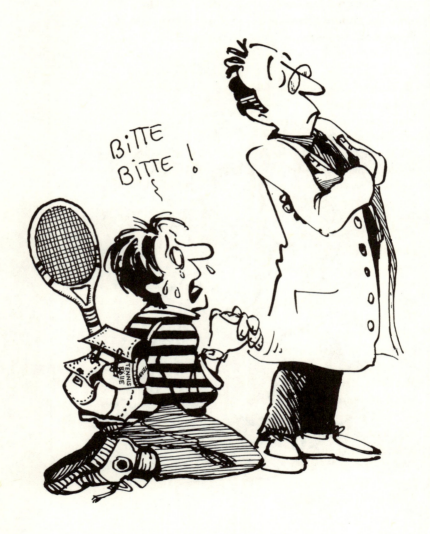

Endlich der richtige Arzt!

Nachdem Sie nunmehr alles darüber wissen, woran man einen wirklich guten Arzt erkennt, nehme ich an, daß Sie Ihren Traumarzt gefunden haben. Herzlichen Glückwunsch! Ab sofort gehören Sie zum „inneren Kreis" der Patienten, zu den Auserwählten. Bevor Sie sich nun aber Hals über Kopf in einen ärztlichen Behandlungsversuch stürzen, sollten Sie sich noch über einige wenige Details informieren, um das jetzt bevorstehende Risiko so gering wie möglich zu halten.

Merke:
Das Einkommen Ihres Arztes ist nicht so groß, daß er es sich leisten könnte, unbestechlich zu sein!

Denken Sie auch daran, daß Ärzte nicht dem Beamten-status angehören und daher nicht wegen Bestechung strafrechtlich belangt werden können!! (Siehe auch unter „Arbeitsunfähigkeitsbescheinigung", insbesondere unter „Dauer der bescheinigten Arbeitsunfähigkeit"!)

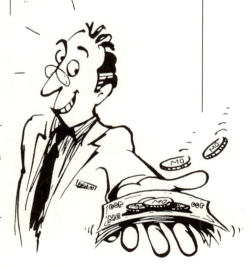

Verschiedene Arzttypen und wie man sie unterscheiden kann

Bei der richtigen Auswahl an Ärzten könnte es sein, daß Sie an einen Facharzt geraten sind. Das muß an sich nichts Schlechtes heißen, wenn Sie wissen, was der Begriff „Facharzt" bedeutet, beziehungsweise im Behand-

lungsfall für Sie für Folgen haben kann. Daher schnell ein paar Informationen über unsere Fachärzte:

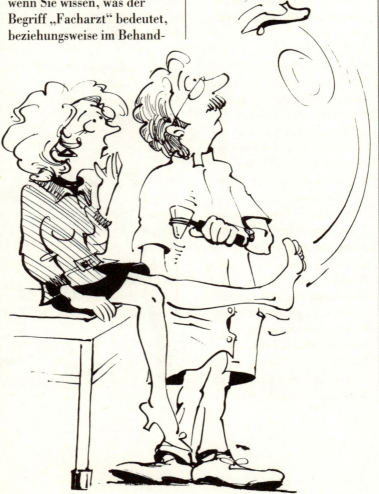

In der Beschränkung liegt der Meister. Viele unserer Ärzte haben das in einem bewundernswerten Prozeß von Selbstkritik erkannt und haben sich ein mehr oder weniger großes Teilgebiet unseres Körpers – oder auch Geistes – herausgesucht, um sich damit dann um so intensiver zu befassen. Und hier einige Beispiele:

Während der Orthopäde noch für alle Gelenke unseres Körpers zuständig ist, immerhin viele hundert, befaßt sich der Kieferorthopäde ausschließlich mit den Kiefergelenken, von welchen wir tatsächlich nur zwei besitzen.
Umfaßt das Gebiet des Gynäkologen noch ungefähr eintausendzweihundert Kubikzentimeter menschlicher Anatomie, so befaßt sich der Proktologe nurmehr mit weniger als vierhundert Kubikzentimetern Darmausgang. *Welch bewunderungswürdige Beschränkung, aber auch Spezialisierung!* Unser Vater Staat hat in

seiner humanen Art klar erkannt, daß man den menschlichen Körper nicht in Fächer aufteilen darf. Daher hat er den Begriff „FACHARZT" neuerdings abgeschafft und durch den Begriff „GEBIETSARZT" ersetzt. Lassen Sie sich dadurch nicht irreführen, die Beschränkung bleibt bestehen!

Sollten Sie einen Besuch beim Facharzt ins Auge fassen, so müssen Sie sich darüber im klaren sein, daß jede Spezialisierung auch ihre Nachteile mit sich bringt. **Praktische und Allgemeinärzte hören nur selten zu, Fachärzte dagegen nie!** So kann es Ihnen bei unvorsichtigem Facharztbesuch passieren, daß Sie plötzlich in irgendwelchen bedrohlichen Maschinen stecken oder an Körperstellen gepiekst werden, die Ihnen gar nicht wehtun.

Meist erweist es sich tatsächlich als günstiger, zum Facharzt nur auf dem

Überweisungswege durch den praktischen Arzt zu gehen – auf dem Überweisungsschein steht eine klare Anweisung darüber, was der Facharzt Ihnen antun soll und darf. Privatpatienten haben es hier echt schwerer, denn bei ihnen kann sich der Facharzt mal so richtig austoben – kostenpflichtig natürlich.

Leider ist es aus drucktechnischen Gründen nicht möglich, hier vor jedem einzelnen Facharzt zu warnen, dazu gibt es zu viele Fachgebiete. Andernfalls bekäme dieser Ratgeber den Umfang des großen Brockhaus, der immerhin zwölf Bände umfaßt. Ein paar grundlegende Informationen sollen Sie aber doch bekommen.

Der Internist

Er ist im Grunde ein praktischer Arzt, der es lediglich ein paar Jahre länger unterbezahlt in einer Klinik ausgehalten hat. Keine Angst, als

Facharzt hat er die Erfahrung, welche ihm ein praktischer voraus hat, in ein paar Jahren reichlich nachgeholt. *Internisten trinken nicht und rauchen nicht, bei ihnen dürfen Sie daher diese kleinen läßlichen Sünden niemals zugeben.* Sollten Sie nämlich zum Beispiel erwähnen, daß Sie rauchen, so wird er Ihnen keine

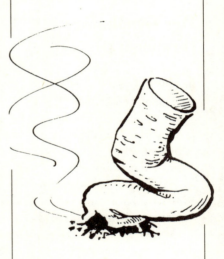

Medikamente geben, sondern als erstes mal das Rauchen verbieten, denn für ihn ist das die Ursache für:
Herzinfarkt, Rheuma, Gicht,

niedrigen Blutdruck, Nierensteine, Gallensteine, Bauchschmerzen, Magenschmerzen,
Durchfall, Verstopfung,
Hämorrhoiden und
Krampfadern.
Geben Sie statt dessen an,
Nichtraucher zu sein, so
dürfen Sie weiter mit intensiver Abklärung Ihrer Leiden
rechnen.

Der Gynäkologe (Frauenarzt)

Glauben Sie auf keinen Fall, er sei ein Frauen-
kenner, er beschränkt sich strikt auf sein Gebiet. Ist er strenggläubig, so dürfen Sie niemals zugeben, daß Sie die Pille nehmen. Sollten Sie das eingestehen, so wird er Ihnen keine Medikamente verordnen, sondern erst einmal die Pille verbieten, denn für ihn ist das Ursache für: Herzinfarkt, Rheuma, Gicht, niedrigen Blutdruck, hohen Blutdruck, Zucker-krankheit, normalen Blut-druck, Nierensteine, Gallen-steine, Bauchschmerzen, Magenschmerzen, Durchfall, Verstopfung, Hämorrhoiden und Krampfadern.

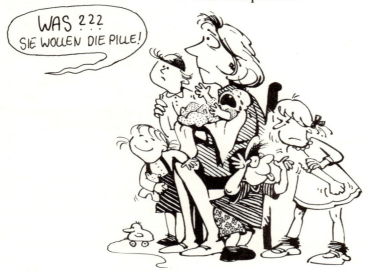

Geben Sie statt dessen an, die Pille nicht zu nehmen, so dürfen Sie weiter mit intensiver Abklärung Ihrer Leiden rechnen.

Nimmt er es dagegen mit dem Glauben nicht so streng, so wird er Ihnen die Pille als Mittel gegen Herzinfarkt, Rheuma, Gicht, niedrigen Blutdruck, Nierensteine, Gallensteine, Bauchschmerzen, Magenschmerzen, Durchfall, Verstopfung, Hämorrhoiden und Krampfadern verordnen.

Der Chirurg

Der Lebensinhalt des Chirurgen ist das Operieren. Ihn sollten Sie wirklich nur aufsuchen, wenn Sie das Gefühl haben, irgend etwas an Ihrem Körper sei überflüssig. Es ist einfach leichtsinnig, einen Fußpilz bei einem Chirurgen behandeln zu lassen. Natürlich tritt nach einer Amputation kein Fußpilz mehr auf, aber geht das nicht etwas zu weit? Der Chirurg will bei Ihnen gut abschneiden, falls Sie verstehen, was ich meine.

Selbst ein Chirurg, der eine eigene Praxis besitzt, ist nicht unbedingt als ungefährlich einzustufen. Meistens hat er nämlich heimlich in irgendeinem kleinen Krankenhaus sogenannte Belegbetten, das heißt, er operiert trotzdem in einer richtigen Klinik und seine harmlos wirkende Praxis ist nur ein Vorwand, um Patienten, die grundsätzlich gegen jede Operation eingestellt sind, dennoch unters Messer zu kriegen.

Der Nervenarzt

Nervenärzte neigen leider dazu, im Laufe ihres Berufslebens etwas merkwürdig zu werden, was natürlich kein Wunder ist, wenn man bedenkt, was für einen Umgang sie ständig haben. Der kluge Patient hört ihnen andächtig zu, konzentriert sich vor allem darauf, immer an der richtigen Stelle mit dem Kopf zu nicken oder „ja, ganz richtig!" zu sagen und nimmt sie ansonsten nicht allzu ernst. Trotzdem, verachten darf er diese Fachärzte auf keinen Fall, denn sie verschreiben die sogenannten Psychopharmaka, mit den schönsten Tabletten, die es gibt. **(Psychopharmaka machen auf legale Weise „high").**

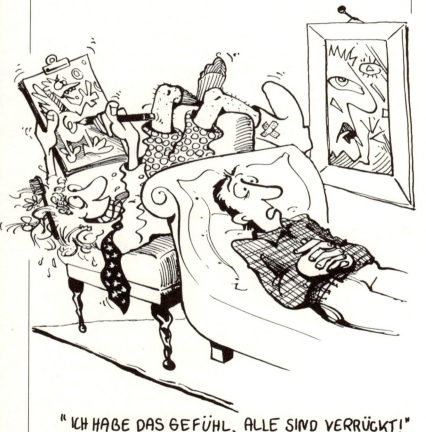

"ICH HABE DAS GEFÜHL, ALLE SIND VERRÜCKT!"

Der Hautarzt

Das Arbeitsgebiet der Hautärzte ist logischerweise sehr oberflächlich, was nicht heißt, daß sie selbst oberflächlich sein müssen. Die Hautärzte gehören mit zu den bedauernswertesten Geschöpfen unter den Medizinern. Die Hautkrankheiten zeichnen sich nämlich durch einige Eigentümlichkeiten aus:

a) Die Ursachen der meisten Hautkrankheiten liegen bis heute völlig im Dunkeln.

b) Die eine Hälfte der Hautkrankheiten heilt ganz von selber aus, ohne ärztliche Behandlung.

c) Die andere Hälfte heilt nie, trotz ärztlicher Behandlung.
(Der kluge Mann hält trotz allem den Hautarzt hoch in Ehren, denn man weiß ja nie . . . !)

Der Augenarzt

Sollte es Ihnen einmal an der nötigen Einsicht fehlen, sollte Ihnen der Durchblick abhanden gekommen sein und Sie den Überblick verloren haben, so brauchen Sie den Augenarzt! **Merken Sie sich aber genau: Für Blinddarmentzündungen ist er nicht zuständig!** Seit es die Gesundheitsreform gibt, sollen die Brillengestelle schlechter geworden sein. Ob sich das auch auf die Brillengläser bezieht, ist noch nicht heraus.

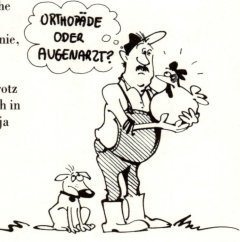

40

Der Orthopäde

Dieser Facharzt ist für Ihre aufrechte Haltung zuständig. Da Sie aber ein aufrechter Charakter sind und nur durch die Last Ihrer Verantwortung oder Ihres schweren Lebens gebeugt durch die Welt schreiten, wird er Ihnen dabei kaum helfen können. Trotzdem sollten Sie Ihren Kindern niemals drohen: „Halt dich gerade, sonst kommst du zum Orthopäden!" So etwas könnte man sadistische Kindsmißhandlung nennen!

Der Hals-Nasen-Ohren-Arzt

Eine nicht unsympathische Facharztgruppe, kann sie doch relativ tief in Ihren Körper hineinsehen, ohne Ihnen im geringsten wehzutun. Leider neigt der Hals-Nasen-Ohren-Arzt dazu, dem Patienten an der Zunge rumzuziehen und ihn in der Nase zu kitzeln. Das darauf folgende heftige Niesen stuft er sogleich als Schnupfen ein. In früheren Zeiten, als es noch kein Penicillin gab, war der Besuch beim HNO-Arzt gelegentlich recht unangenehm, denn jede Mandelentzündung wurde täglich gepinselt – einem unbestätigten Gerücht zufolge bei allen Patienten des Tages mit dem gleichen Pinsel. Danach kam eine Zeit, in welcher bedingungslos Penicillin gespritzt wurde, was meist mit erheblichen Sitzproblemen einherging. Zum Glück gelang es den Wissenschaftlern, Penicillin neuerdings auch als Tabletten herauszubringen, was dem Besuch des HNO-Arztes viel von seinem Schrecken nimmt.

Die »Bittere-Mandel-Pinselung«

Merke:
„Ohren-Ausblasen" bedeutet nicht, daß in das eine Ohr Luft mit so großem Druck hineingepustet wird, daß der Dreck auf der anderen Seite herausfliegt. Jedes Ohr wird einzeln liebevoll mit heißem Wasser durchgespült (angenehm ist es trotzdem nicht!).

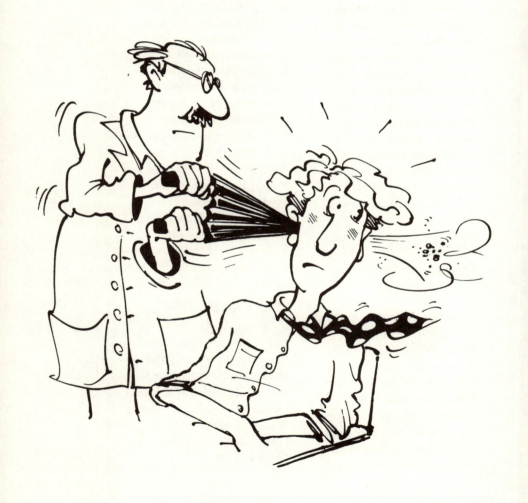

Der Zahnarzt

Ich bin zwar der Autor dieses Buches und daher zur Aufklärung meiner Leser verpflichtet, aber beim Zahnarzt hört meine Gutmütigkeit auf. Ich habe selber eine derartig panische Angst vor diesen Sadisten, daß ich mich kategorisch weigere, mich auch nur theoretisch mit ihnen und ihrem grauenvollen Tun abzugeben! Jeder Patient möge diese Erfahrung selber gewinnen, aber bitte ohne mich!

Merke:
Bei keinem anderen Arzt dürfen Sie den Mund so weit aufreißen wie beim Zahnarzt!

Der Heilpraktiker

Halt, regen Sie sich nicht auf, natürlich ist der kein richtiger Arzt. Aber seien Sie mal ehrlich: Hat es Sie noch nie gejuckt, auch mal den Heilpraktiker aufzusuchen?

Sollten Sie sich dazu entschließen, so lassen Sie sich auf jeden Fall Ihre Befunde vom Hausarzt mitgeben. Der wird sich über Ihren Entschluß freuen, vielleicht kriegt er ja so die Diagnose, nach der er schon so lange sucht. Außerdem wird er es sicherlich aus rein wissenschaftlichem Interesse begrüßen, daß Sie zum Heilpraktiker gehen, denn als Akademiker ist er ein aufgeklärter Mensch und freut sich über neue Denkanstöße. **Und letzten Endes ist es ihm lieber, Sie gehen zum Heilpraktiker als zum Kollegen nebenan, dort könnten Sie ja als Patient hängenbleiben.** Vom Heilpraktiker kehren Sie auf jeden Fall zu ihm zurück, er weiß genau, der Heilpraktiker kann Sie nicht krankschreiben.

Die Ärztin

Besondere Leiden verlangen besondere Mittel. Da gibt es zum Beispiel den Ödipus-Komplex. Wenn Sie Ihrem Vater die Butter auf dem Brot nicht gönnen, Ihre Mutter aber mit Geschenken überhäufen, dann leiden Sie an dieser Krankheit. Nun erschrecken Sie nicht gleich! (Das ist in der griechischen Sage tatsächlich jemandem passiert, nur noch viel schlimmer). Der Ödipus-Komplex ist eine erstens sehr schwierig zu diagnostizierende und zweitens sehr schwer zu behandelnde Krankheit.

Nur sehr gut informierte Patienten dürfen ganz vorsichtig daran denken, darunter zu leiden, dann aber stellen sie eine ganz große Rarität dar, die jedem Arzt vor Freude das Wasser auf die Stirn treibt. Sie müssen sich das so vorstellen: Grippe, Kreuzweh, Grippe, Kreuzweh, Grippe, Kreuzweh – so sieht das tägliche Brot unserer praktischen Ärzte aus. **Und beim Herzchirurgen ist es auch nicht besser: Herz raus, Herz rein, Herz raus, Herz rein.** So geht das den ganzen Tag. (Wobei die Herzchirurgen noch den Vorteil haben, daß sie regelmäßig in der Presse, zumindest in den Klatschspalten, auftauchen. Ein erfrischendes Erlebnis, das dem Feld-Wald-und-Wiesen-Praktiker fast nie blüht. Der muß schon mindestens einen Menschen um die Ecke bringen, um das zu erreichen, wozu der Herzchirurg lediglich eine geglückte Operation braucht).

Auch das Bettnässen ist eine besondere Krankheit, die den Einsatz besonderer Mittel verlangt. Überhaupt gibt es eine Reihe von Krankheiten (es sind meist die, über welche wir nicht sooo gerne sprechen), deren Therapie die meisten Ärzte nicht einfach aus dem Ärmel schütteln können. Denn deren richtige Behandlung bedarf großer Zuwendung, viel Gefühls und

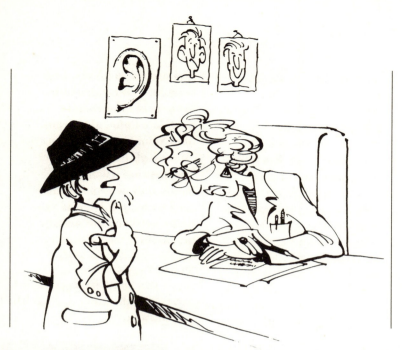

"SEIT MEINER OHRENKORREKTUR SEHE ICH SCHLECHTER!"

innigen Verständnisses. Und wo finden wir heute noch diese drei Dinge vereint? Richtig, bei unseren Frauen! (Leider bloß meist nicht bei den eigenen). Also was tut der aufgeklärte Patient? Er wendet sich an eine Ärztin!

Dabei ist es sogar ganz egal, um welche Fachgruppe es sich handelt. In jeder Ärztin steckt ein guter Teil Frau, Mutter und Beziehungskiste. Sie müssen es nur verstehen, diese Eigenschaften aus ihr herauszulocken. Wenn Ihnen das aber gelingt, dann müssen Sie umgehend mit Heilung rechnen, einer Heilung, welche zum Glück ganz ohne Spritzen, Tabletten und Operationen einhergeht, kurz eine ideale Behandlungs-methode.

Versuchen Sie es also ruhig mal mit einer Ärztin. Ärztinnen sind nämlich sehr gut ausgebildet, das liegt an unserem System der Ungleichheit vor dem Gesetz. Sie müssen sich während ihres ganzen Studiums, aber auch während ihrer Klinikzeit mit dem Vorurteil auseinandersetzen, das die Mehrheit unserer Bürger beherrscht und das da lautet, sie seien den Männern unterlegen. Da sie stets besser sein müssen, um zu bestehen, sind sie am Ende wirklich besser, auch wenn das vielen Männern nicht paßt. *Manchmal kann es Ihnen dabei passieren, daß Sie auf ein richtiges Mannweib treffen, aber gefährlicher als ein Arzt kann das auch nicht sein, und im Notfall können Sie ja immer noch die Ärztin wechseln.*

Merke:
Die sogenannte freie Arztwahl gilt sinngemäß auch für Ärztinnen!

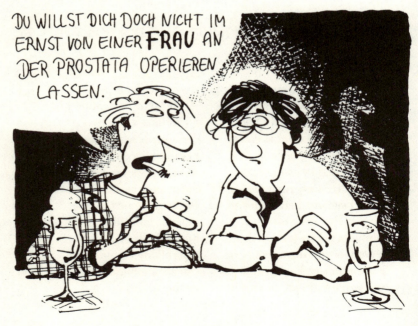

Ein kleiner Arzt-Test

Schon die alten Römer haben gesagt: Audia et altera pars! Höre auch die andere Seite, – oder zu deutsch: Wie wäre es damit, eine zweite Meinung einzuholen? Nun ist es in unserem Gesundheitssystem etwas schwierig, gleich zwei Überweisungen an ein und den gleichen Facharzt zu bekommen. In diesem Fall hilft Ihnen hier der Urlaubstrick: Jeder Facharzt geht regelmäßig in Urlaub. Jetzt schlagen Sie zu. Sie holen sich einen zweiten Überweisungsschein und suchen einen anderen Facharzt auf.

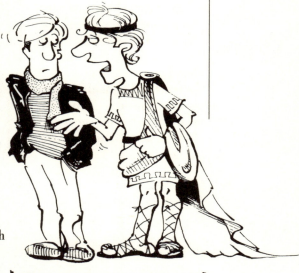

"ER MEINT, DU HAST SCHNUPFEN."

Sie werden mit Verblüffung feststellen, wieviele verschiedene Diagnosen ganz einfache Beschwerden aus einem Facharzt herauslocken können. **Um der vollkommenen Frustration der Patienten vorzubeugen, werden daher die meisten Diagnosen nur auf lateinisch herausgegeben.** (Die Anschaffung eines lateinischen Wörterbuches hilft Ihnen leider auch nicht weiter, denn die Ärzte benutzen das sogenannte Küchenlatein, sozusagen eine Verballhornung des klassischen Lateins und meist völlig unübersetzbar.)

Zum Glück behindern die zahlreichen Diagnosen nicht den Heilungsprozeß, denn es gibt ja die Breitbandmedikamente, die gleichzeitig mehrere Krankheitsursachen bekämpfen.

Merke:
„Placebo" hat heute leider weitgehend seine Wirkung verloren, der informierte Patient greift daher zu „Placebo forte".

Es gibt Ärztinnen, falls die Chauvis unter Ihnen das noch nicht bemerkt haben sollten, selbst Fachärztinnen. Hier kann ich keine Tips geben, aber ich persönlich ziehe sie vor, denn sie sind meistens lieber und zärtlicher im Umgang mit Patienten. (Vielleicht leide auch ich an einem Ödipus-Komplex?)

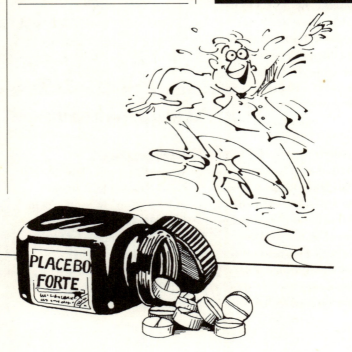

PLACEBO FORTE

Vom Umgang mit Ärzten und ihren Mitarbeitern

Die Sprechstundenhilfe

Auch wenn das vermutlich kein Arzt wahr haben will, für den Patienten ist die Sprechstundenhilfe oft wichtiger als der Arzt selbst. Damit Sie sich bei Ihrem nächsten Termin leichter tun, ist es unbedingt wichtig, daß Sie sich mit der Psyche der Mitarbeiter Ihres Arztes ein wenig auseinandersetzen.

Die meisten Sprech-stundenhilfen sind Menschen wie du und ich. Sie haben Probleme mit ihrem Vermieter, ihrer Bank, ihrer Verdauung und ihrem Partner. Sie kämpfen wie Sie auch mit überflüssigen Pfunden und leiden unter Wetterfühligkeit. **Das einzige, was sie mit ihrem Chef** gemeinsam haben, ist ihre **Abneigung gegenüber Patienten.**

Es gibt aber noch eine Art von Sprechstundenhilfen, welche in dieses Schema nicht passen. Sie bedürfen besonderer Aufmerksamkeit. Grundsätzlich lassen sie sich in drei Hauptgruppen einteilen:
a) Die Sprechstundenhilfe hat nichts mit dem Arzt.
b) Die Sprechstundenhilfe hat ein Verhältnis mit dem Arzt.
c) Die Sprechstundenhilfe ist die Ehefrau des Arztes.
   c 1) Die erste Frau des Arztes.
   c 2) Die zweite Frau des Arztes.

Der Kontakt des Patienten zum Arzt wird immer von einem dieser drei Typen gelenkt. Dazu gehören so wesentliche Dinge wie die Wartezeit, die Frage, ob Sie den gewünschten Überweisungsschein auch wirklich bekommen und wie lange Sie krank geschrieben werden.

Die Gruppe a:
Finden Sie ganz vorsichtig heraus, wieso diese Dame überhaupt der ersten Gruppe zuzurechnen ist. Die naheliegende Frage ist: **Will der Arzt nicht oder will sie nicht?** Ist das erstere der Fall, so sollten Sie beim nächsten Gespräch mit Ihrem Arzt einfach gelegentlich mal ganz

locker den folgenden Satz einfließen lassen: „Donnerwetter, haben Sie eine hübsche und charmante Sprechstundenhilfe!!" Vielleicht ist das der letzte Anstoß, ihm endlich die Augen zu öffnen, und beide werden Ihnen ein Leben lang dankbar sein. Will aber sie nicht, so muß ein weiblicher Patient ran. Laden Sie das Mädchen zu einer Tasse Kaffee ein, so ganz von Frau zu Frau, und reden Sie über die wirtschaftlichen Risiken, welche in den nächsten Jahren auf uns alle zukommen, über die hohe Zahl von Arbeitslosen und über den Segen einer finanziell gesicherten Zukunft, die eine Ehe mit einem Arzt garantiert.

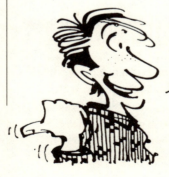

ICH WIEDERHOLE, DONNERWETTER WAS HABEN SIE EINE HÜBSCHE...

Der männliche Patient hingegen tut gut daran, mit der Sprechstundenhilfe der Gruppe a höchstens ganz vorsichtig zu flirten, **denn für sie ist der Patient meist nichts anderes als „der Blinddarm", „der Kropf" oder „die Prostata", also kurz gesagt, ein absolutes Neutrum, ein Nichts mit lästigen Forderungen.** Daran ändern auch zentnerweise Pralinen und Blumen wenig. Was auf keinen Fall heißen soll, daß Sie auf diese Dinge ganz verzichten können. *Kleine Geschenke stimmen milde!*

Die Gruppe b:
Sie ist am einfachsten anzufassen (bitte dies nicht wörtlich nehmen!), denn diese Damen haben nur Augen für ihren Chef. Sie können ohne weitere Folgen auf Geschenke jeder Art bei ihnen ver-zichten. Statt dessen geben Sie gelegentlich Ihrer abgrund-tiefen Bewunderung für den genialen Arzt Ausdruck, schwärmen Sie von seiner großartigen Persönlichkeit,

soweit Ihnen das möglich ist, und rühmen Sie seine sichere Diagnostik und einzigartige Therapie. Der männliche Patient kann sogar von der maskulinen Ausstrahlung des Arztes reden, der weibliche sollte dagegen lieber seine Unnahbarkeit erwähnen. Alle diese Aussagen dürfen aber auf keinen Fall den Gedanken aufkommen lassen, es bestünde ein herzliches Verhältnis zwischen Arzt und Patient!

Die Gruppe c:
Bei ihr ist besondere Vorsicht geboten. Sie ist eigentlich nur für männliche Patienten empfehlenswert. Weibliche Patienten sollten entweder unter zwölf oder über fünfundsechzig Jahre alt sein.
Gruppe c ist grundsätzlich mit „Frau Doktor" anzureden, obwohl sie diesen Titel tatsächlich nie besitzt. (Was soll's, auf diese Weise brauchen Sie sich ihren Namen nicht zu merken.) Außerdem sind sie oft für ihren Beruf nicht sehr qualifi-

51

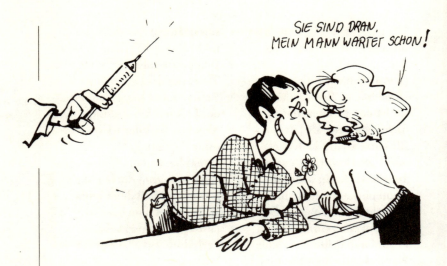

SIE SIND DRAN, MEIN MANN WARTET SCHON!

ziert, es sei denn, sie gehören zur Gruppe c2.
Bekanntlich heiraten die meisten Ärzte ihre Sprechstundenhilfe in zweiter Ehe. Es darf aber im Prinzip für den geschickten Patienten kein Problem sein, dies alles im Wartezimmer bereits herauszufinden, dort bekommt er sowieso die besten Informationen über den Arzt und sein Privatleben. Arztfrauen sind freundlicher zu Ihnen, weil sie den Wert jedes einzelnen Patienten klar erkannt haben (via Krankenschein). Mit einer Arztfrau können Sie bedenkenlos flirten auf Teufel komm raus, das schmeichelt ihr. Dem Arzt gegenüber sprechen Sie aber bitte niemals von „Frau Doktor da draußen", sondern immer nur von der „jungen Dame an der Anmeldung". Antwortet Ihr Arzt dann stolz: „Das ist meine Frau", so können Sie sicher sein, daß er Ihnen freundlich gesinnt ist. Beim Verlassen der Praxis sagen Sie vor der offenen Tür des Wartezimmers laut und deutlich: „Auf Wiedersehen, Frau Doktor". Damit geben Sie eine wichtige Information an Ihre Mitpatienten weiter.

52

Im Sprechzimmer

Ist es Ihnen endlich gelungen, das Allerheiligste zu betreten und sitzen Sie Ihrem Arzt gegenüber, so glauben Sie auf keinen Fall, alle Ihre Probleme seien beseitigt! Dann irren Sie nämlich gewaltig: Erstens unterliegt der direkte Kontakt mit dem Arzt sehr strengen Gesetzmäßigkeiten, welche strikt zu beachten sind, zweitens sind Sie noch lange nicht wieder draußen!

Warten Sie bitte geduldig, bis Sie gefragt werden. Sollten Sie dem Irrglauben unterliegen, Sie könnten sich einfach vor Ihren Arzt hinpflanzen und drauflosreden, haben Sie den Sinn der Sprechstunde völlig verkannt.

Merke:
Der Arzt hat Sprechstunde, nicht Sie!

Wenn der Arzt irgend etwas von Ihnen wissen will, wird er Sie schon fragen. Erinnern Sie sich noch an Ihre Schulzeit? Im Sprechzimmer des Arztes gelten ziemlich exakt die gleichen Regeln wie im Klassenzimmer:

Nicht essen! Nicht kauen! Nicht schlafen! Und vor allem niemals ungefragt reden!

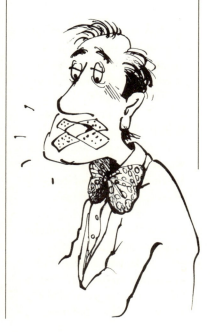

Was für den Lehrer die Kopfnuß, ist für den Arzt die Spritze! Jeder angehende Arzt lernt im Studium, daß die Vorgeschichte des Patienten von entscheidender Bedeutung dafür ist, die richtige Diagnose zu finden. Wer allerdings bereits zwanzig Jahre als Arzt gearbeitet hat, kennt jede Vorgeschichte auswendig und wird daher vom einzelnen Patienten kaum noch etwas wissen wollen.

Sollte Ihr Arzt Sie allerdings plötzlich fragen, was Sie eigentlich von ihm wollen, dann wissen Sie, daß Sie ein ganz besonderer Fall sind!

Merke:
Ärzte sind verbildet, dieses Handicap muß der Patient durch psychologisches Vorgehen ausgleichen!

Unsere Mediziner unterliegen zwar der ärztlichen Schweigepflicht, dennoch sollten Sie sich genau überlegen, was Sie ihnen anvertrauen und vor allem, wie Sie es ihnen sagen.

Was Sie Ihrem Arzt niemals erzählen dürfen: Rauchen, Alkoholgenuß, und das andere, worüber man nicht spricht.
Was Sie Ihrem Arzt unbedingt erzählen müssen: Röteln, Masern, Mumps und Heuschnupfen.

Das Rauchen

Sollte zum Beispiel Ihr Arzt Raucher sein (über siebzig Prozent aller Ärzte rauchen selber), so müssen Sie wissen, daß Ärzte nach der alten napoleonischen Devise handeln: „Eine Gefahr, welche erkannt ist, ist keine mehr!" Demzufolge bedeutet das jedoch noch lange nicht, daß er es akzeptiert, wenn Sie rauchen. Sie dürfen es Ihrem Arzt nicht so leicht machen! Wenn Sie zugeben, daß Sie rauchen, so untersucht er nicht weiter an Ihnen herum, er weiß ja schon, warum Ihnen der große Zeh weh tut – weil Sie rauchen!

Der Alkohol

Ähnliches gilt für den Genuß von Alkohol: Wenn Ihre Leberwerte nicht in Ordnung sind, dann liegt das wahrscheinlich an der Gelbsucht, die Sie früher mal gehabt haben. Also werden Labortests gemacht, welche dies beweisen. Sollten Sie aber zugeben, daß Sie gelegentlich mal ein kleines Gläschen Bier trinken, verzichtet der Arzt sofort auf jegliche Laboruntersuchungen: Schließlich sind Sie ja Trinker, pfui Teufel!

Und das andere...

Über die Folgen des Geschlechtsverkehrs brauchen wir wohl hier nicht zu reden. Schließlich sitzen Sie ja bei ARD und ZDF in der ersten Reihe, insofern geben Sie AIDS sowieso keine Chance.

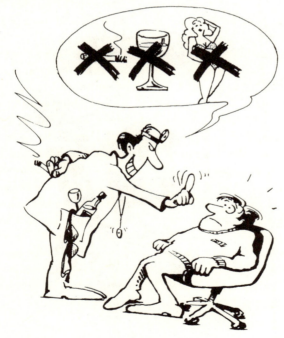

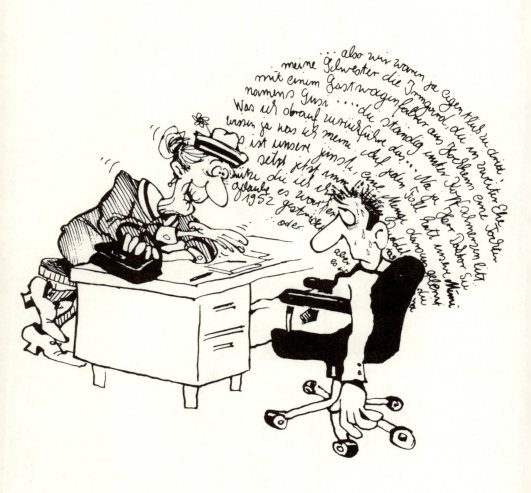

Die Familiengeschichte

Es hat sich als psychologisch unklug erwiesen, dem Arzt etwas über die Krankheiten Ihrer Frau, Cousine oder Schwiegermutter zu erzählen, es sei denn, die sind auch bei ihm Patient. Davon ausgenommen sind natürlich Infektionskrankheiten, von ihnen hört er gerne, denn das erleichtert ihm die Diagnosestellung. Reden Sie aber trotzdem nicht darüber, sonst wird allzu leicht aus Ihrer Magenschleimhautentzündung eine ansteckende Darmgrippe. – Apropos Magenschleimhautentzündung: Die darf höchstens brennen, niemals richtig schmerzen, sonst müssen Sie mit einer Magenspiegelung rechnen: Einem scheußlichen ärztlichen Eingriff, der darin besteht, daß Ihnen ein zentimeterdicker Schlauch, versehen mit einem Fotoapparat an der Spitze, in den Rachen geschoben wird, denn bei Schmerzen rechnet der Arzt mit einem Magengeschwür. Sollten Sie allerdings Wert auf herrliche Innenaufnahmen Ihres Magens legen, so krümmen Sie sich vor Schmerzen, und der fotografische Termin in Ihrem Magen ist Ihnen sicher.

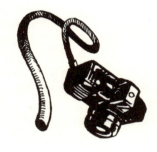

Natürlich gibt es auch sehr gründliche Ärzte. Sie nehmen als erstes die Familienanamnese auf. Jetzt kommt Ihre große Stunde: Sie müssen ihm genau erzählen, wann Ihre Großmutter mütterlicherseits die ersten Zähne bekam und ob Ihr Großvater väterlicherseits jungfräulich in die Ehe ging.

(Diese Dinge gehören zur sogenannten psycho-somatischen Medizin, welche neuerdings eine so wichtige Rolle beim Aufspüren der richtigen Diagnose spielt.) Lassen Sie auch nicht das kleinste Detail aus, sonst ist es später Ihre Schuld, wenn es zu einer Fehldiagnose kommt. Krankheiten Ihrer Schwiegermutter und Ihrer ehemaligen Lebensgefährtin können Sie, so spannend sie sein mögen, allerdings unter den Tisch fallen lassen. Auch Ihre Kindheit interessiert den Arzt. **Jedes anständige Kind hat die typischen Kinderkrankheiten durchgemacht.**

Sollte es Ihnen jetzt noch gelingen, dem Arzt tatsächlich erzählen zu dürfen, wo es Ihnen weh tut oder warum Sie zu ihm gekommen sind, dann haben Sie einen sehr geduldigen Arzt erwischt, oder einen, dessen Wartezimmer, aus welchen Gründen auch immer, leer ist.

Zittern ist ein Zeichen von Angst, Alter oder Alkoholismus, nur ganz selten von Kälte.

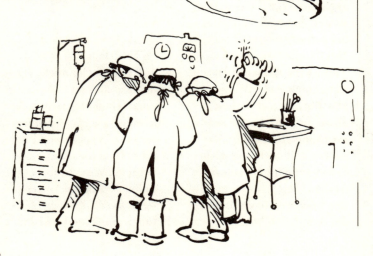

Was Sie von Ihrem Arzt verlangen dürfen

Der Blutdruck

Jeder Patient weiß, vorausgesetzt er nimmt sein Hobby wirklich ernst, daß in diesem Kapitel sozusagen das Herzstück jedes Arzt-Patienten-Verhältnisses angesprochen wird. Es soll ja leider Ärzte geben, welche der regelmäßigen Blutdruck-Kontrolle von der Wiege bis zur Bahre nicht den wahren Wert beimessen, ja die ihn nur bei jedem zweiten oder dritten Mal überprüfen. Solch ein Arzt ist für einen echten Patienten total ungeeignet. *Der Patient hat entweder einen zu hohen oder einen zu niedrigen Blutdruck, und beides muß selbstverständlich regelmäßig kontrolliert werden.* Das schlimmste, was ihm passieren kann, ist, daß der Arzt bei ihm einen normalen Blutdruck feststellt. Hier liegt selbstverständlich ein Meßfehler vor. Damit solche Fehlmessungen gar nicht erst vorkommen, benötigt der Patient einige wichtige Informationen, die es ihm ermöglichen, vor jedem Arztbesuch seinen Kreislauf auf die Blutdruckmessung vorzubereiten. Dazu sollte er eines der folgenden Krankheitsbilder auswählen:

1 a) Der Patient bevorzugt einen zu hohen Blutdruck: Ungefähr drei Stunden, bevor er seinem Arzt gegenübertritt, trinkt er drei Tassen Mokka. Diese Maßnahme wird noch ergänzt durch eine versalzene Hühnersuppe am Vorabend. So vorbereitet werden leicht Werte um 200 erreicht.

1 b) Der Patient leidet an zu hohem Blutdruck, möchte aber die Tablettenzahl pro Tag verdoppelt bekommen. Also nimmt er logischerweise drei Tage seine Blutdrucktabletten nicht ein und geht dann zum Messen. Der jetzt vom Arzt gemessene Wert liegt natürlich in unerlaubten Höhen, der Patient bekommt problemlos mehr und stärkere Medikamente verordnet.

2) Der Patient leidet an zu niedrigem Blutdruck: Jetzt wird er voller Erstaunen feststellen, daß der Arzt ihm nicht etwa Tabletten oder Tropfen verordnet. Vielmehr wird er sagen: „Sie brauchen unbedingt Bewegung, Sie tun zu wenig für Ihre Kondition. Ab sofort trainieren Sie jeden Tag zwei Stunden, und in null Komma nichts haben Sie einen normalen Blutdruck!" Der kluge Patient blockt eine solche Situation von vornherein ab, indem er sofort sagt: „Herr Doktor, das verstehe ich nicht. Ich treibe jeden Tag drei Stunden Leistungssport!". Dann bleibt

dem Arzt nichts anderes übrig, als Tabletten zu verschreiben.

3) Der Patient hat einen normalen Blutdruck, will aber mindestens zweimal wöchentlich zur Blutdruck-Kontrolle bestellt werden. In diesem Fall muß er sich der Schaukel-Therapie unterziehen: Zunächst trinkt er vor dem ersten Arztbesuch vier Tassen kräftigen Mokka. Natürlich steigt sein Blutdruck dadurch so hoch, daß der Arzt ihm blutdrucksenkende Mittel verschreibt. Die nimmt er nicht ein; statt dessen haut er sich am Abend vor der nächsten Kontrolle eine mittlere Beruhigungspille rein und geht so zum Messen. Der Arzt stellt nunmehr einen zu niedrigen Blutdruck fest. Beim nächsten Arztbesuch geht es wieder umgekehrt. Spätestens nach dem vierten Besuch wird der Patient zum sog. schwierigen Fall. Ständige Herz-Kreislauf-Kontrollen sind die logische Konsequenz. Arzt und Patient sehen einem lebenslangen innigen Verhältnis entgegen.

Nur langweilige Menschen haben einen normalen Blutdruck.

60

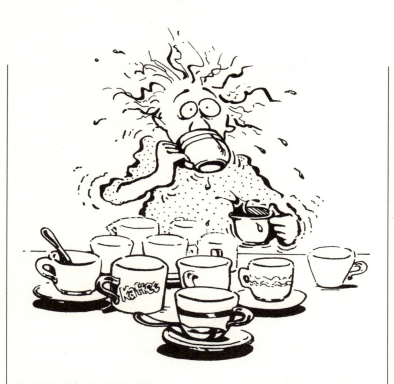

Merke:
Vermeiden Sie beim Arzt strengstens das Wort „Kreislaufstörungen", das ist für ihn immer nur der Beweis dafür, daß Sie ein fauler Typ sind, der nichts für seine Kondition tut. Die wahrhaft klassischen Symptome (durch keine Untersuchung widerlegbar) sind: Schwindel, Ohrensausen oder Migräne.

1) Blutdruck hat jeder!
2) Wer keinen hat, braucht auch keinen Arzt mehr!
3) Zu hoher Blutdruck löst kein Wohlbefinden aus!
4) Zu niedriger Blutdruck fühlt sich scheußlich an!
5) Richtige Patienten haben niemals den richtigen Blutdruck!!!

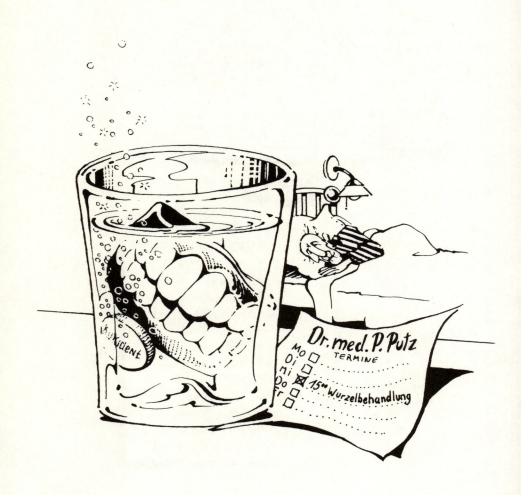

Die Diagnose

Irgendwann einmal wird jeder Arzt eine Diagnose stellen. Wenn Sie jetzt aber glauben, Sie wissen, was Ihnen fehlt, woher dieses scheußliche Ziehen unten links in Ihrem Brustkorb stammt, dann irren Sie sich gewaltig, es sei denn, Sie sprechen fließend Latein und haben außerdem mehrere Semester Medizin studiert. Stellen Sie sich vor, Sie leiden unter einer „Endangiitis obliterans Morbus Winiwarter-Buerger". Was machen Sie jetzt?

– Der tapfere Patient fragt seinen Arzt: „Und was heißt das auf deutsch?"
– Der etwas weniger tapfere Patient fragt: „Und was muß ich jetzt machen?"
– Der informierte Patient kauft sich in der nächsten Buchhandlung ein medizinisches Wörterbuch. (Da steht mehr drin, als die meisten Ärzte wissen, sonst stünde es nicht auch bei denen im Bücherregal).

Natürlich dürfen Sie Ihren Arzt nicht überfordern, wenn es um die Diagnose geht. Zum einen existieren leider immer noch viele Krankheiten, für welche es zwar zahlreiche Symptome (Krankheitsmerkmale) gibt, aber keine Diagnosen. Zum anderen gibt es viele Krankheiten, deren Symptome weit verbreitet sind, für die aber noch keine Diagnose erfunden wurde. Und dazu kommen noch Krankheiten, die gleichzeitig Diagnose und Symptom sind. Nehmen wir zum Beispiel den Schnupfen, eine interessante Krankheit:

1) Schnupfen ist ein Symptom: Ihre Nase ist verstopft, rinnt wie ein Brunnen und juckt gräßlich.
2) Diagnose: Schnupfen!
3) Der Mensch kann zwar auf den Mond fliegen, aber ein Heilmittel für den Schnupfen gibt es noch nicht.

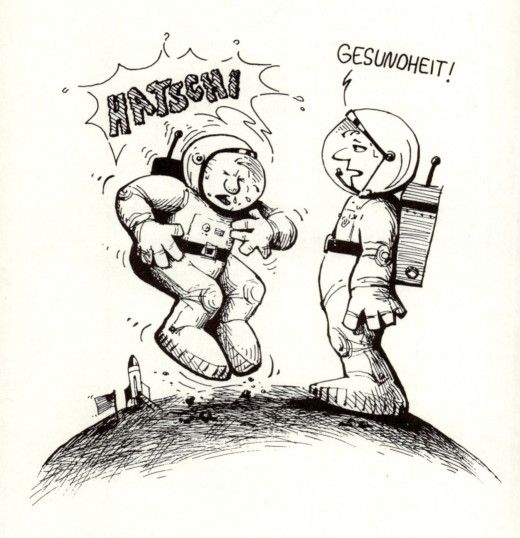

4) Ein Schnupfen dauert mit Arzt eine Woche, ohne Arzt acht Tage.

Der perfekte Patient sucht also seinen Hausarzt auf und sagt: „Herr Doktor, meine Nase ist verstopft!" Eine herrliche Gelegenheit für den Arzt, die richtige Diagnose, nämlich „Schnupfen", in die Diskussion einzubringen (– und auf dem Krankenschein einzutragen!).

Nichts kann den Laien jedoch so irritieren wie eine Diagnose. Vielleicht wäre es sogar für ihn am besten, überhaupt gar nicht danach zu fragen. – Die folgenden Probleme ergeben sich immer wieder, wenn es um die richtige Diagnose geht:

1) Eine vernünftige Diagnose wird in lateinischer Sprache formuliert.
2) Wer zu zehn Ärzten geht, erhält zwölf Diagnosen.
3) Eine richtige Diagnose bedeutet noch lange nicht, daß es dafür auch eine Therapie gibt.
4) Eine falsche Diagnose bedeutet noch lange nicht, daß mit Heilung nicht gerechnet werden kann. Schließlich gibt es ja:
a) Die Natur
b) Die Zeit
c) Die Eigenabwehr des Körpers

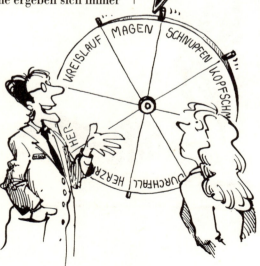

Desgleichen entstehen aber auch Probleme, wenn eine falsche Diagnose gestellt wird:

1) Auch die falsche Diagnose wird in lateinischer Sprache formuliert.
2) Von zwölf verschiedenen Diagnosen können zwölf falsch sein. Elf Diagnosen müssen zwangsläufig falsch sein.
3) Eine falsche Diagnose heißt nicht, daß gleichzeitig auch die verordnete Therapie falsch sein muß.
4) Eine Fehldiagnose schließt die Heilung nicht grundsätzlich aus. Schließlich gibt es ja:
   a) Die Natur
   b) Die Zeit
   c) Die Eigenabwehr des Körpers.

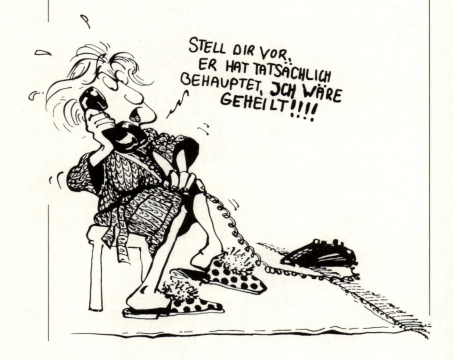

Die Therapie

Bevor der Patient die Behandlung akzeptiert, welche ihm der Arzt seiner Wahl vorschlägt, muß er in seinem Innersten wichtige Entscheidungen treffen, sich sozusagen einer gründlichen Willensbildung unterziehen: Er muß sich sein Therapieziel aussuchen. Will er
a) sofort geheilt werden,
b) einer langdauernden Behandlung unterzogen werden,
c) erst noch drei andere Ärzte konsultieren,
d) noch einen Heilpraktiker zuziehen,
e) ins Krankenhaus,
f) zur Kur,
g) sein Leiden noch etwas kultivieren?

Ein richtiger Patient weiß, daß es eine sofortige Heilung eigentlich nicht gibt. Das würde nämlich bedeuten, daß seine Krankheit erstens gar keine richtige Krankheit gewesen sein kann und zweitens auch die Behandlung keine eigentliche Behandlung war. So etwas akzeptiert höchstens ein ganz gewöhnlicher Durchschnittspatient ohne jede Vorbildung. Da der echte Patient aber keine „banalen" Erkrankungen kennt, würde er sich niemals für „a" entscheiden. Tut er es doch, so muß er dieses Buch noch einmal gründlich und ganz von vorne studieren. Mit Sicherheit wird er dann bemerken, daß er sich geirrt hatte.

Für „b" kann er sich ebenfalls eigentlich noch nicht entscheiden, denn was bei einer langdauernden Behandlung herauskommt, bevor die Diagnose eindeutig gestellt wurde, beweisen ihm die vielen chronisch-kranken Mitmenschen, die verzweifelt herumlaufen. So bleibt ihm nichts anderes übrig, als sich zunächst einmal für „c" zu entscheiden. Doch wieder tauchen tiefste Zweifel in seinem Innersten auf. Er denkt zum Beispiel daran, daß er von zehn Ärzten elf Diagnosen bekommen könnte. Und für elf Diagnosen gibt es, wie wir gelernt haben,

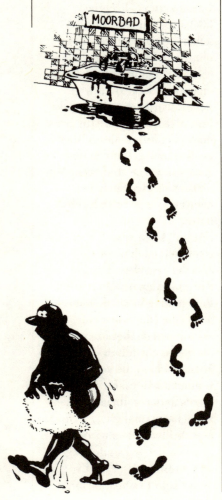

zweiundzwanzig völlig unterschiedliche Behandlungsweisen. Also, zu „c" kann er sich auch nicht entschließen. Im Falle „d" stehen unserem Patienten erst recht Probleme ins Haus, wird sich doch ein Heilpraktiker immer einer gänzlich anderen Behandlungsform als jeder Arzt zuwenden, was den Patienten in einen beinahe restlosen Zustand der Verwirrung versetzt. Und dies ist ein Zustand, den zu vermeiden sich der wahre Patient ausdrücklich vorgenommen hatte, weswegen er dieses Aufklärungswerk überhaupt erstanden hat. Das Krankenhaus, Möglichkeit „e", ist und bleibt für ihn die sogenannte ultima ratio, das äußerste Mittel, eine Art Verzweiflungstat und daher niemals Sache eines aufgeklärten Patienten. Damit fällt „e" selbstverständlich ebenfalls unter den Tisch. Bleibt nur „f", der Weg zur Kur. Dazu sollte und wird er sich entscheiden, denn sie bietet viele Vorteile:
1. Wird der Kuraufenthalt

nicht auf den Jahresurlaub angerechnet, dies bedeutet vier Wochen Sonderurlaub.

2. Hat er während der Kur ausreichend Zeit, gründlich über seinen weiteren Krankheitsverlauf nachzudenken und sich für eine Krankheit zu entscheiden, die sich irgendwie unter „a" bis „e" unterbringen läßt.

3. Wäre es ja auch denkbar, daß er an seinem Kurort von seinen Mitpatienten wertvolle Krankheitstips erhält, die er bisher nicht ins Kalkül gezogen hatte.

4. Findet er endlich Zeit, seine Bibliothek noch einmal gründlich zu studieren, um auf solche Weise schwerwiegenden Fehlentscheidungen vorzubeugen.

5. Ist ein Kuraufenthalt bestens geeignet, ohne schmerzhafte Eingriffe von Ärzten ein Leiden soweit zu kurieren, daß man danach lediglich seinen Hausarzt braucht, um endgültig zu genesen. (**Kurärzte verordnen selten mehr als Massagen, Bäder, ein wenig Gymnastik,**

dargeboten von bildhübschen jungen Krankengymnastinnen, und warme Schlammpackungen!)

Aber, und hier zuckt es wie ein Blitz durch das Gehirn des Patienten, eine Kur ist doch eigentlich keine Sofortmaßnahme, sondern eher der Versuch, kleine Kunstfehler ein wenig zu mildern und größere den Heilmethoden der Natur anzuvertrauen. Daraus ergibt sich glasklar: „f" ist ebenfalls nicht geeignet und daher abzulehnen.

Merke:
Für einen echten Patienten gibt es keine angemessene Therapie, das wäre ein Widerspruch in sich.
Merke auch: Eine Kur dient grundsätzlich dazu, sich von schmerzhaften ärztlichen Zugriffen zu erholen, – nicht dazu, die Qual der Behandlung zu verlängern.

Trotz der vielen angenehmen Vorteile: Eine Kur kann niemals Therapie sein!

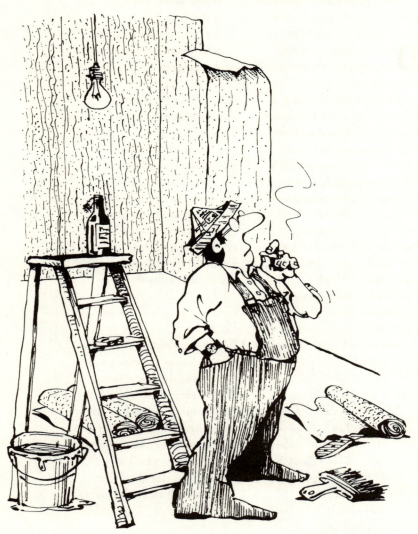

...EIN WOCHENENDE IST EBEN ZU KURZ!

Die Arbeitsunfähigkeitsbescheinigung

Dieses in deutschen Arbeitnehmerkreisen kurz „Krankschreibung" oder „gelber Schein" genannte Papierchen ist verantwortlich für ungefähr fünfzig Prozent aller Vorsprachen beim Arzt. Nur um seinetwillen suchen manche Patienten ihren Doktor auf. Der informierte Patient geht dieses Problem, wenn er ein paar freie Tage braucht, zum Beispiel um den Flur zu streichen, die Garage zu weißeln oder den Dachboden aufzuräumen, gezielt und zu beiderseitiger Zufriedenheit (Arzt und Patient) intelligent an.

Merke:
Der Versuch einer Bestechung ist der völlig falsche Weg. Unsere Ärzte können es sich, wenn sie wollen, noch leisten, unbestechlich zu sein! Da muß man sich im Zweifelsfall mit viel Fingerspitzengefühl und ganz vorsichtig herantasten.

Hier erhalten Sie einige Tips, wie Sie das Ziel erreichen können:

1. Der direkte Weg:
Versuchen Sie es einfach mit gewinnender Offenheit. Betreten Sie das Sprechzimmer mit einem breiten Lächeln, drücken Sie ihm warm und freundlich die Hand und sagen Sie: „Herr Doktor, ich bin nicht krank, ich brauche nur einen gelben Schein." In den meisten Fällen haben Sie den Arzt damit zum Lachen gebracht und so seine uneingeschränkte Sympathie, denn nur die wenigsten Ärzte können sich solchem direkten Charme entziehen.
Hier liegt ein klarer zielgerichteter Arzt-Patient-Kontakt vor. Ihr Arzt erzielt enorme Einsparungen an Untersuchungsmaterial, Röntgenfilmen und Zeit, und es werden Mißverständnisse vermieden. Medikamente, die für Sie giftig und für ihn teuer sind,

werden eingespart. Wenn Ihr Hausarzt jetzt das berühmte Papier ohne weitere Rückfragen ausstellt, dann trennen sich beide Seiten glücklich und zufrieden. Natürlich müssen Sie Ihrem Arzt vorab noch in einem Punkt zu Hilfe kommen: der Diagnose. Eine Krankschreibung bedarf einer sachlichen und überprüfbaren Begründung, und dazu gehört auch eine vernünftige Diagnose. (Die letztere darf allerdings nicht überprüfbar sein).

Es gibt zum Glück verschiedene Krankheiten, welche Ihr Arzt Ihnen glauben muß, weil er sie nicht nachprüfen kann. Dazu gehören zum Beispiel der Brechdurchfall (kein Arzt wird Sie auf die Toilette begleiten, um die Konsistenz Ihres Stuhlganges zu messen!), aber auch die Magenschleimhautentzündung (Gastritis) reicht leicht für eine Woche, bei guter Mimik auch für vierzehn Tage Freizeit. (Aber Vorsicht! Nicht übertreiben! Sonst vermutet der Arzt ein Magengeschwür und veranlaßt eine

Beliebt bei Alt und Jung: Brechdurchfall und Magenschleimhautentzündung

Magenspiegelung!!)
Braucht die Reparatur an Ihrem Auto oder die Arbeit an Ihrem Haus etwas länger, dann wählen Sie einen Bandscheibenvorfall mit Ischiasbeschwerden, nur widerlegbar durch eine sehr aufwendige und kostspielige Untersuchung, welche der Arzt nicht allzu oft durchführen lassen darf. (Aber auch hier ist Vorsicht geboten: Böswillige Ärzte teilen bei dieser Diagnose Spritzen aus, liebenswerte Doktoren dagegen verordnen Massagen.)

Merke:
Die „direkte" Krankschreibung setzt voraus, daß Sie Ihrem Arzt eine brauchbare Diagnose mit den passenden Symptomen anbieten!

---

2. Der indirekte Weg: Kleine Geschenke erhalten die Freundschaft! Dieser Ratschlag hat nichts mit Bestechung zu tun. Es geht lediglich darum, Ihren Arzt in

72

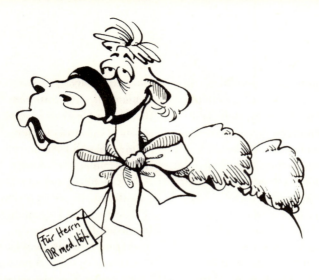

eine freundliche Grund-
stimmung zu versetzen – es
handelt sich also sozusagen
um eine Art Werbegeschenk.
Die Pharmaindustrie hat den
Effekt solcher Gesten klar
erkannt, nur beschreitet sie
dabei völlig falsche Wege:
Unsere Ärzte werden über-
schüttet mit billigsten Kugel-
schreibern, Feuerzeugen,
Solarrechnern und Taschen-
kalendern. So etwas hilft
Ihnen nicht weiter. Beachten
Sie daher die folgende
Geschenk-Tabelle:

Geeignet:
- Hühner aus Freiland-
  haltung
- selbstgebrannter Schnaps
  vom Einödbauern
- Lachs aus dem eigenen
  Bassin
- selbstgesuchte weiße Trüffel
- 10 kg Pralinen aus eigener
  Herstellung

Weniger geeignet:
- Gehäkelte Klo-Rollen-
  Überzüge
- Kalender mit eingetragenen
  Steuerterminen
- Hosenträger
- Kirschlikör
- süßer Sekt

Merke:
**Es kommt bei der Auswahl
des Geschenkes nicht auf
den Marktwert, sondern auf
Ihren Ideenreichtum an.**

73

Nachdem das Geschenk überreicht ist, also unmittelbar nachdem Sie dem Arzt gegenüberstehen, kann er einfach nicht mehr so abweisend sein und Ihnen die Arbeitsunfähigkeitsbescheinigung verweigern, zumindest dieses eine Mal.

Sollte nichts davon fruchten, dann ist die Frage zu klären, wie der Patient einen hartnäckigen Arzt zwingt, ihn trotzdem krankzuschreiben. Dazu stellen Sie sich am besten einmal folgende Situation vor: Nachdem Sie Ihre Symptome ausführlich und vor allem eindrucksvoll vorgetragen haben, nach eingehender Untersuchung, Belehrung, Ausstellen des Rezeptes und Festlegung des Termins zur nächsten Behandlung, (schlimmstenfalls nach einer Spritze), greift Ihr Arzt zur Taste seiner Sprechanlage, um den nächsten Patienten aufzurufen. Jetzt bleiben Sie einfach auf Ihrem Stuhl sitzen und blicken ihn mit großen Augen erwartungsvoll an. – Der Arzt will eigentlich schnellstens weiterarbeiten, und draußen warten noch zwanzig oder dreißig Leute, außerdem hat er Hunger oder Durst. – Behalten Sie die Ruhe und Platz!! Irgendwann merkt Ihr Arzt dann schon, daß etwas nicht stimmt, daß noch etwas ganz Wichtiges fehlt.

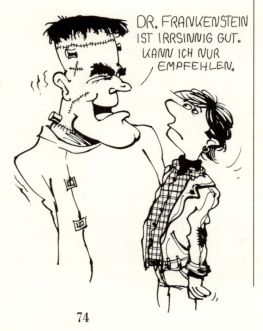

DR. FRANKENSTEIN IST IRRSINNIG GUT. KANN ICH NUR EMPFEHLEN.

Merke:
Sie müssen Ihren Arzt erziehen!

Im Laufe der Zeit lernt er, daß er nur über den Weg des Krankschreibens hartnäckige Sesselhocker los wird – das Krankschreiben wird zum angelernten Reflex, und Sie können den ganzen eingeübten Kram zum Thema „Arbeitsunfähigkeitsbescheinigung" für immer vergessen.

> **Jede Therapie kann nur dann zum Erfolg führen, wenn sie zu Hause durchgeführt wird. Am Arbeitsplatz ist jeder Heilerfolg ausgeschlossen.**

Leider gibt es immer wieder Ärzte, welche den Schweregrad eines Krankheitsbildes erst dann erkennen, wenn es zu spät ist, das heißt, wenn der Patient am Arbeitsplatz ohnmächtig zusammenbricht. Solchen Extremsituationen beugt der Patient vor, indem er bereits in der Arztpraxis sein Bewußtsein verliert. Allerdings passiert dies nicht irgendwo in der Praxis –

dafür gibt es nur einen Platz: unmittelbar vor der Tür des Wartezimmers! Will er ein wichtiges Zeichen setzen, so braucht er dafür Publikum und zwar reichlich, wobei die Zuschauer Laien sein sollten, keine Fachleute! *Auch bricht er niemals vor der Behandlung zusammen, sondern immer danach!* So können die Leute im Wartezimmer zu dem Schluß kommen, der Kollaps sei Folge ärztlichen Handelns – wie peinlich für den Arzt! Sobald dieser sich nun neben ihn kniet, um ihn zu untersuchen, kommt der Patient langsam wieder zu sich und bedankt sich sofort(!!). Es geht ihm jetzt schon besser, viel besser sogar, aber noch lange nicht so gut, daß er zur Arbeit gehen könnte.

Ein weiterer wichtiger Tip: Seit Einführung der Lohnfortzahlung droht die Vorladung zum Vertrauensarzt erst nach sechs Wochen, dann nämlich, wenn Sie Ihr Geld von der Krankenkasse zu erhalten drohen.

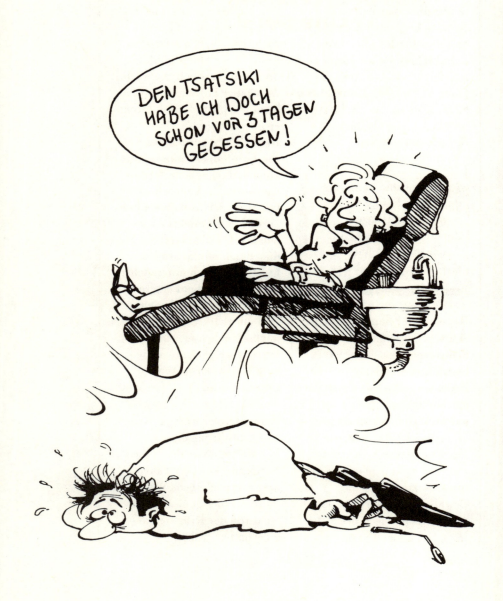

Was der Arzt von Ihnen verlangen darf

Hygiene und Sauberkeit

Viele Ärzte legen, zumindest bei ihren Patienten, größten Wert auf Sauberkeit. Zum Arztbesuch haben Sie grundsätzlich sauber gewaschen anzutreten! (Sollte Ihr Hausarzt schmutzbespritzte Schuhe oder einen blutbefleckten Kittel tragen, so stellt das auf keinen Fall einen Beweis für mangelnde Hygiene oder Sauberkeit dar, vielmehr hat er gerade einen dringenden Hausbesuch in einem Kuhstall oder auf einer Baustelle gemacht!) Trotzdem müssen Sie nicht gleich vor jedem Arztbesuch in die Badewanne steigen, gezieltes Waschen ist hier die Parole! Haben Sie sich zum Beispiel das linke Bein gebrochen, so reicht es völlig aus, nur dieses zu waschen; bei dem chronischen Zeitmangel unserer Ärzte werden sie sich wohl kaum auch das gesunde rechte Bein betrachten wollen. Wenn Sie aber wegen eines Fußpilzes zum Doktor gehen, dann müssen leider beide Beine in die Wanne, oder mittels eines Deo-Sprays geruchsneutralisiert werden, denn der Arzt will bestimmt beide Füße sehen.

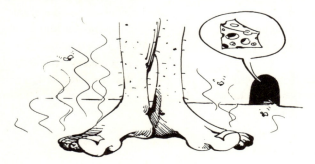

77

(Anmerkung für Bayern: In Bayern wird das ganze Bein bis zum Gesäß als Fuß bezeichnet, hier gelten andere Reinigungsrichtlinien!)

Merke:
Alles bisher Gesagte gilt nicht für den Besuch beim Hautarzt. Unsere Fachärzte für Hautkrankheiten wissen genau, daß allzu vieles Waschen den Säuremantel der Haut zerstört.

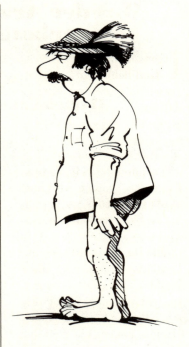

Teilen Sie die natürliche Abneigung zahlreicher vernünftiger Menschen gegen den Kontakt mit zu viel Wasser, dann erklären Sie Ihrem Hausarzt einfach, Sie kämen direkt vom Arbeitsplatz zu ihm. Ihr Arzt hält dann einfach ein wenig mehr auf Abstand – keine schlechte Reaktion, denn zu große körperliche Nähe zum Arzt kann immer Gefahr bedeuten. **Und hier noch zwei heiße Tips:**
– Vor dem Besuch beim Ohrenarzt niemals die Ohren waschen – Ohrenärzte sind frustriert, wenn beim Ohrenausblasen nichts herauskommt.
– Vor dem Gang zum Zahnarzt immer reichlich Knoblauch essen, denn Knoblauch ist nicht nur gut gegen Cholesterin und Bluthochdruck, sondern auch gegen Karies und Parodontose – das haben die Zahnärzte selbst herausgefunden.

78

Geduld und Verständnis

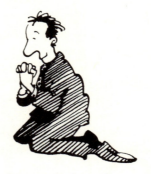

Irgendein deutsches Gericht – Gott behüte uns vor den Juristen – hat entschieden, daß eine Wartezeit von mehr als dreißig Minuten beim Arzt unzumutbar sei. Kein vernünftiger Patient kann sich in der kurzen Zeit von einer halben Stunde auf eine so entscheidende Situation wie die Konfrontation mit einem Arzt vorbereiten. Dazu braucht es mindestens anderthalb, besser aber zwei Stunden und mehr.

Das Wartezimmer sollte eigentlich gar nicht so heißen, viel besser paßt der Ausdruck „Vorbereitungsraum". Und so sollte eine sinnvolle Vorbereitung aussehen:

1. Die erste halbe Stunde diene einem innigen Gebet: „Herr vergib ihnen (den Ärzten), denn sie wissen oft nicht, was sie tun!"
2. Die zweite halbe Stunde sollte der Patient sich bewährten Entspannungsübungen widmen, wie Yoga oder autogenem Training, denn jetzt gilt es, die Schwellenängste zu überwinden.
3. Die dritte halbe Stunde brauchen wir unbedingt, um uns unsere gesamte Krankheitsvorgeschichte zu rekapitulieren, denn das wird prüfungsgleich abgefragt werden.
4. In der vierten halben Stunde vollzieht sich der wichtigste Akt: Wir müssen uns darauf konzentrieren, uns mit einem Mitmenschen zu unterhalten, welcher eine andere Sprache spricht als wir, das heißt, wir müssen auf totales Verständnis machen, obwohl wir tatsächlich nichts verstehen.

Das Verständnis – oder: Tierärzte haben es auch nicht leichter!

79

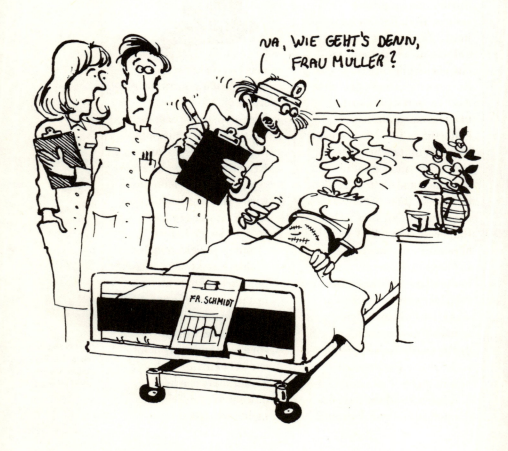

Respekt ist alles

Gerade im Wartezimmer können Sie hautnah erfahren, daß „Hi-Fi"-Technik nicht immer gleichbedeutend ist mit guter Wiedergabequalität, spätestens dann nämlich, wenn aus dem dort angebrachten Lautsprecher Namen ertönen. Konzentrieren Sie sich bitte auf Silben, welche Ähnlichkeit mit Ihrem Namen haben könnten; bei auch nur der geringsten Ähnlichkeit springen Sie auf und eilen ins Sprechzimmer des Arztes. Gelegentlich gelingt es Ihnen auf diese Weise, mehrere Plätze auf der Warteliste zu überspringen. Der Respekt vor der erhabenen Persönlichkeit Ihres Arztes gebietet es Ihnen, nicht auf den kleinen Namensfehler aufmerksam zu machen. Sollte der Arzt allerdings anfangen, an Ihnen herumzuoperieren, obwohl Sie eigentlich nur eine Mandelentzündung haben, dann müssen Sie ihn auf eine eventuell mögliche Verwechslung aufmerksam machen – es sei denn, Sie wollten Ihren Blinddarm sowieso schon lange mal loswerden.

Aber nur in diesem Ausnahmefall ist das Korrigieren eines Arztes erlaubt, ansonsten ist Kritik im Sprechzimmer absolut unangebracht und nicht nur unverschämt, sondern kann auch noch lebensgefährlich sein. Dies gilt insbesondere für die Therapie, welche Ihr Arzt bei Ihnen für notwendig hält. Sollten Sie gelegentlich Ihren Blutdruck selber kontrollieren oder gar in einer Apotheke messen lassen, und sollte Ihr Arzt bei seiner Blutdruckmessung zu gänzlich anderen Werten kommen, so ist es ein Zeichen von Respektlosigkeit, dies dem Arzt auf die Nase zu binden – schließlich beherrscht nur er die einzig richtige Technik der Blutdruckmessung.

Das Rezept

Ein Besuch beim Arzt hat nur dann seinen Sinn erfüllt, wenn Sie die Praxis mit einem Rezept in der Hand verlassen. Sollte Ihr Arzt Sie ohne Rezept wegschicken, dann haben Sie irgend etwas falsch angefaßt – entweder er hält Ihren Fall für absolut hoffnungslos oder er stuft Sie als Drückeberger ein, der nur krank geschrieben werden will (niemals als Simulant, denn Simulanten sind eine Goldgrube für die Ärzte!). **Unheilbare Krankheiten gehören nicht zum Arzt. Sie könnten damit sein Selbstbewußtsein schädigen. Unheilbare Leiden trägt man zum Heilpraktiker oder zur Kräutermuhme, ein großer Teil davon kann dort erfolgreich behandelt werden!** Rezepte sind grundsätzlich unleserlich. Nur Apotheker sind in der Lage, die genialen Handschriften der Ärzte zu entziffern – sie nehmen nämlich während ihres Studiums an einem Spezialkurs im Entziffern von Geheimschriften und im Dechiffrieren von Keilschriften und ähnlichem teil. Allerdings kann manchmal selbst der Apotheker nicht lesen, was der Arzt verordnet hat. – Keine Angst, Sie bekommen trotzdem Ihr Medikament: Entweder ein Mittel, dessen Verfallsdatum bevorsteht und er daher gerne vorher noch an den Mann bringen möchte, oder ein rein pflanzliches Medikament, welches Ihnen keinen Schaden zufügen kann. (Denken Sie z. B. daran, daß alles Gerede über die Gefahren des Tabakrauchens dummes Zeug ist, schließlich sind ja auch Zigaretten rein pflanzlich!) Und selbst wenn er Ihnen ein völlig falsches Medikament mitgibt, besteht kein Anlaß zur Panik. Erstens nützen die meisten Medikamente sowieso nichts, und zweitens werden laut Statistik mehr als zwei Drittel aller Medikamente gar

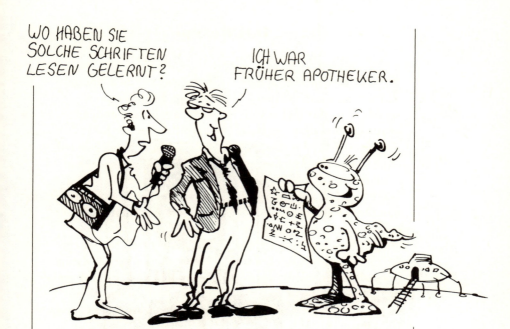

nicht eingenommen. (Übrigens können Sie die geniale Fähigkeit der Apotheker, Unleserliches zu entziffern, gelegentlich sehr gut für Ihre Privatzwecke nutzen, nämlich dann, wenn Sie einen Brief bekommen, welchen Sie nicht lesen können: Ihr Apotheker hilft Ihnen gerne aus und liest Ihnen den Text vor!)

Merke:
1) Besuchen Sie Ihren Arzt regelmäßig, denn schließlich will er ja auch leben.
2) Bringen Sie aber auf jeden Fall das Rezept zum Apotheker, er will ja schließlich auch leben.
3) Nehmen Sie aber das Medikament auf keinen Fall ein, schließlich wollen Sie ja auch leben!

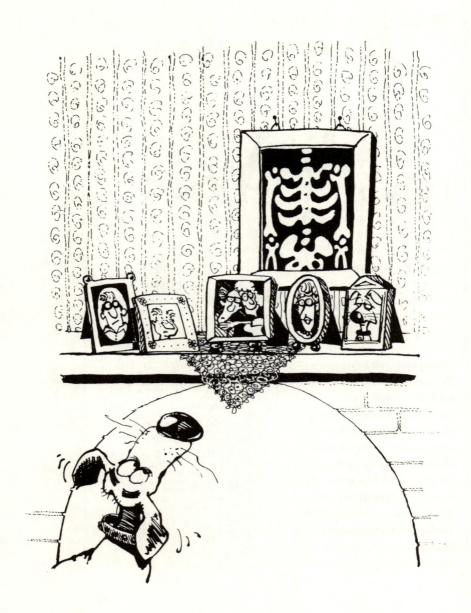

Was dem Patienten beim Arzt alles passieren kann

Die Röntgenaufnahme

Leider ist nahezu alles, was die Ärzte mit uns anstellen, mehr oder weniger (– meist mehr) schmerzhaft. Die große Ausnahme bildet eine Röntgenuntersuchung. Abgesehen davon, daß sich der Patient dabei auf einen kalten, harten und klebrigen Tisch legen muß, spürt er nichts. Es gibt zwar ein paar Miesepeter, die behaupten, Röntgenstrahlen seien schädlich, aber nach Tschernobyl können Sie diesen Blödsinn sowieso vergessen. Jeder Arzt, der über eine Röntgenanlage verfügt, wird Ihnen das gerne bestätigen. Trotzdem sollte der Patient auch über diese Technik der Diagnostik aufgeklärt werden. So liegt er dabei zum Beispiel auf dem oben erwähnten Tisch, und eine brummige Stimme ruft hinter einem Schirm hervor: „Einatmen – ausatmen – nicht mehr atmen!" Danach macht es einmal „Klick", und die Aufnahme ist fertig. Eigentlich sollte die brummige Stimme nun sagen: „Weiter atmen!" Das fällt aber in der Eile des Gefechtes meist unter den (Röntgen)tisch. Trotzdem sollte man nach dem „Klick" sofort weiteratmen – im eigenen Interesse, denn sonst besteht die akute Gefahr, daß man erstickt.

Sie haben ein Recht auf Ihre Röntgenaufnahme! Nutzen Sie dieses Recht und verlangen Sie die Herausgabe der Röntgenbilder. Nehmen Sie sie mit nach Hause und studieren Sie Ihr

85

Innenleben gründlich. Nur so haben Sie die Chance, all die Dinge klar zu erkennen, die der Arzt in seiner Eile übersehen hat. Schließlich schauen Sie sich ja auch Ihre Urlaubsdias genau an.

Eine Röntgenaufnahme ist eine Fotografie Ihrer Innereien. Der Arzt betrachtet das Negativ, indem er es gegen den Himmel oder gegen eine Deckenlampe hält. (Es gibt natürlich auch Röntgenfilmbetrachtungsgeräte, welche von der Industrie angeboten werden. Darauf können die Filme erheblich besser beurteilt werden, leider kosten diese Apparate aber sehr viel Geld).

Röntgenaufnahmen werden immer in „Schwarzweiß" gemacht. Sicher gäben farbige Aufnahmen mehr her, aber im Rahmen der Kosteneinsparungswelle müssen Sie jedoch darauf verzichten.

Die einzig sichere Methode, eine verbindliche Aussage über den Zustand unseres Innenlebens zu machen, besteht darin, unseren Körper aufzuschneiden und nachzuschauen. Pfeifen Sie lieber auf den Gedanken an Strahlenschäden, und lassen Sie sich röntgen!

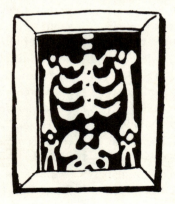

Sie sind zum Labor bestellt

Sie sind ganz offensichtlich ein schwieriger, wenn nicht gar kritischer Fall. Schließlich waren Sie ja schon einmal bei Ihrem Doktor im Sprechzimmer, und der hat, trotz gründlicher Betastung Ihres Körpers, noch immer nicht herausgefunden, was Ihnen wirklich fehlt. Jetzt droht die Stunde der Wahrheit. (Es gibt nur eine Ausnahme, nämlich die, daß das Labor Ihres Arztes gerade nicht ausgelastet ist. Dann, aber auch nur dann, besteht die Möglichkeit, daß der Arzt längst weiß, wo es bei Ihnen fehlt und daß er Sie aus rein wissenschaftlichen Gründen zum Labor bestellt hat – oder aus rein wirtschaftlichen).

Merke:
Unsere Ärzte unterscheiden sich in einem wichtigen Punkt von der Polizei: Sie kündigen ihre Blutentnahmen vorher an und bestellen Sie für den nächsten Morgen nüchtern ein. Trotzdem sollten Sie zur Blutentnahme beim Arzt nicht unbedingt alkoholisiert erscheinen, auch wenn er Ihnen in diesem Fall den Führerschein nicht wegnehmen kann.

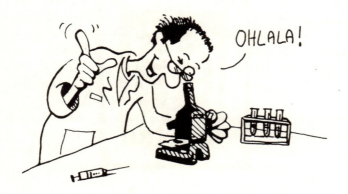

OHLALA!

Wissen Sie eigentlich, daß heute jeder Arzt aus nur zehn Kubikzentimetern Blut mehr über Sie herausfinden könnte, als Ihnen lieb sein kann? Jeder Arzt erkennt aus Ihrem Blut ohne weiteres, ob Sie Alkoholiker sind, obwohl Sie nüchtern zur Blutentnahme erschienen sind. Und um einen Tripper zu erkennen, bedarf es keines Abstriches mehr, das sieht der Arzt auch im Blut. Sie können lügen, daß sich die Balken biegen, das Labor bringt es an den Tag. Moderne Laboruntersuchungen gehören einfach mit zum Miesesten, das sich das menschliche Hirn ausgedacht hat. Dagegen sind Geheimdienste oder Finanzämter die reinsten Waisenknaben! – Denken Sie zum Beispiel an eine der modernsten Modekrankheiten, den Magnesium-Mangel. Unsere Labors haben längst bewiesen, daß er gar nicht existiert. Nehmen Sie trotzdem Ihr Magnesium weiter, Ärzte und Krankenkassen scheinen diese Entdeckung übersehen zu

Der Datenschutz bei unseren Behörden ist genauso löchrig!

haben, und Nebenwirkungen wurden bisher nicht nachgewiesen.

Merke:

Magnesium ist das derzeit wirksamste „Placebo-forte", welches auf dem Markt erhältlich ist!

Zum Glück gibt es nichts Schlechtes, das nicht auch sein Gutes hätte. Ein paar der wichtigsten Krankheiten können auch durch eine Blutuntersuchung nicht widerlegt werden: Kopfschmerzen und Migräne, Durchfall und Magenschleimhautentzündung (der gebildete Patient weiß natürlich längst, daß der Fachausdruck dafür „Gastritis" lautet), Kreuzschmerzen und Periodenbeschwerden muß Ihnen der Arzt glauben. Diese akuten Krankheiten müssen Sie kennen und jedes ihrer Symptome perfekt beherrschen, wenn es um eine Arbeitsunfähigkeitsbescheinigung geht. Selbst ein Labortest kann Ihnen ein paar dringend benötigte freie Tage nicht verwehren.

Die Spritze

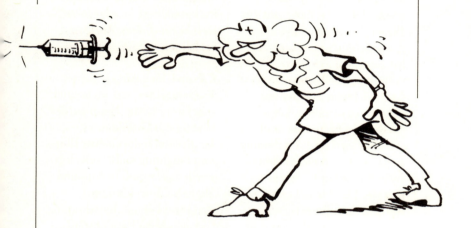

Eine der ekelhaftesten Erfindungen der Menschheit ist die Spritze, dieses häßliche Ding aus Kunststoff, mit einer manchmal scharfen, meist aber stumpfen Nadel vorne dran. Unsere Ärzte behaupten, es gäbe eine Reihe von Medikamenten, welche nur mittels einer Spritze in unseren Körper transportiert werden können, Zäpfchen und Tabletten würden keine ähnliche Wirkung entfalten. Ich kann mich des Eindrucks nicht erwehren, daß dies wieder einmal eine der typischen Übertreibungen unserer Mediziner ist oder blanker Sadismus. Vielleicht kommen dazu noch wirtschaftliche Überlegungen – eine Spritze bedeutet mehr Honorar für den Doktor, wenn Sie Tabletten einwerfen oder Zäpfchen einführen, hat der Arzt nichts davon.

Der aufgeklärte Patient entscheidet sich bereits vor dem Besuch der Sprechstunde, ob er zu den Spritzen-Typen gehört oder nicht. Ist er ein Spritzen-Typ und bekommt keine Spritze, verläßt er die Arztpraxis total frustriert, macht den armen Arzt in seinem Bekanntenkreis schlecht und wechselt solange den Arzt, bis er einen gefunden hat, welcher ihm so viele Spritzen gibt, wie er möchte. Ist er kein Spritzentyp und bekommt trotzdem eine Spritze, so verläßt er die Praxis total frustriert, macht den armen Arzt in seinem Bekanntenkreis schlecht und wechselt solange den Arzt, bis er einen gefunden hat, der ihm so viele Pillen, Zäpfchen und Tropfen gibt, wie er möchte!

Allerdings weiß jeder Patient, daß eine Spritze einfach besser, schneller und nachhaltiger wirkt als eine Tablette. Verschreibt ihm der Arzt aber nur eine Pille, so hat er entweder die Schwere des vorliegenden Krankheitsbildes nicht erkannt, oder er hat sich nicht genügend mit der psychischen Situation des Patienten auseinandergesetzt. **Helfen Sie Ihrem Arzt, und verlangen Sie eindeutig eine Spritze.**

Kommen Sie also nur für eine Spritze, so können Sie sich ruhig kurzfassen, denn jeder Arzt ist dankbar, wenn ihm der Patient im Sprechzimmer ein wenig unter die Arme greift. Sie fangen das etwa so an: Beim Betreten seines Heiligtums sagen Sie direkt und gerade heraus: „Herr Doktor, ich habe einen akuten Anfall von „Dolor migrans" (Wanderschmerz). Bitte spritzen Sie mir eine Ampulle doppelkohlensaures Mangandinitrocitrat. Schreiben Sie ruhig eine eingehende, das gewöhnliche Maß überschreitende Untersuchung auf meinen Krankenschein, ich halte Sie dann auch nicht mehr länger auf!"

Patienten, die sich trotz allem nicht zu einer

Spritze entschließen können, weil sie einfach zu wenig masochistisch veranlagt sind, müssen mindestens einmal eine Spritze über sich ergehen lassen, wenn sie danach für immer ihre Ruhe haben wollen. Das funktioniert in etwa folgendermaßen: Unmittelbar, nachdem die Nadel schmerzhaft in Ihr Gesäß eingedrungen ist, brechen Sie zusammen, reißen am besten gleich Tisch und Stühle um – und, wenn in Reichweite, den Arzt auch gleich mit –, kriegen akute Atemnot, heftigste Wadenkrämpfe, verdrehen die Augen, daß nurmehr das Weiße zu sehen ist, und ballen die Fäuste.

Solch ein akuter Anfall von Unverträglichkeit hält natürlich den ganzen Betrieb auf, treibt dem Arzt den Schweiß auf die Stirn und stört die Sprechstundenhilfen bei ihrer Kaffeepause. **Von diesem Arzt haben Sie soeben die erste und gleichzeitig die letzte Spritze bekommen!**

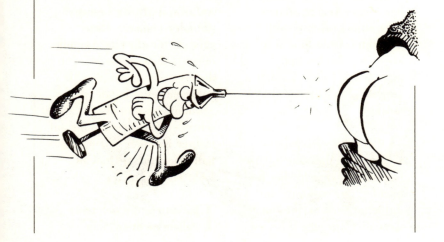

Das Impfen

Sich impfen zu lassen, gehört ohne Zweifel zu den unangenehmsten Arten, Kontakt mit einem Arzt aufzunehmen, denn bis auf eine kleine Ausnahme ist jeder Impfvorgang mit einer SPRITZE verbunden. (Lediglich die Schluckimpfung gegen Kinderlähmung wird ohne Nadel verabreicht, aber das „Impfzuckerl" ist auch nicht gerade ein Zuckerlecken). Schon in der frühesten Kindheit wird mittels der Impfung in uns eine gesunde Abneigung gegen jede Begegnung mit Ärzten oder Krankenschwestern gezüchtet. Obwohl unsere Ärzte nicht gerade die ganz großen Freaks des Impfens sind, schließlich werden dadurch lukrative Krankheiten verhindert, fügen sie sich dem Wunsch der Eltern und impfen drauflos. Durch aufwendige Forschungsarbeit ist es der pharmazeutischen Industrie gelungen, Impfstoffe zu entwickeln, welche nur für eine begrenzte Zeit gegen alle möglichen Krankheiten schützen. Dies bedeutet: Regelmäßige Nachimpfungen! *Der clevere Patient nimmt seinen Impfausweis niemals mit zum Arzt; der könnte auf die Idee kommen, diesen gründlich auf weitere fällige*

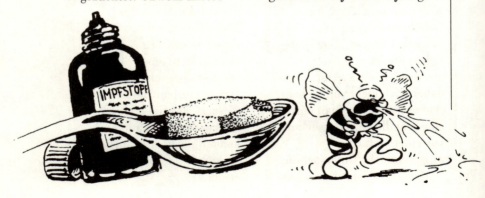

Impfungen zu kontrollieren.
Bei unserer angeborenen
Schlampigkeit wird er fündig
und führt Mehrfachimpfungen
durch – ein scheußlicher
Gedanke! Ehe Sie sich
versehen, liegen Sie mit
entblößtem Hinterteil auf der
Liege und harren zitternd der
mehr oder weniger (meist
mehr!) großen Nadel.
Vergessen Sie auch bitte nicht
die zahlreichen Neben-
wirkungen, von denen die
Presse immer wieder
berichtet. Wollen Sie einen
Impfschock bekommen?

Vorbeugen ist meist ekelhafter als leiden!

Die Untersuchung

Der Patient aus Leiden-
schaft besteht bei jedem
Arztbesuch auf einer gründlichen, das gewöhnliche Maß
übersteigenden Untersuchung.
(Diese Redewendung stammt
nicht von mir, sondern steht
in der amtlichen ärztlichen
Gebührenordnung; eine
normale Untersuchung findet
sich in diesem epoche-
machenden Werk nicht, sie ist
daher auch nicht vorgesehen).
Wie unterscheidet man nun
eine gründliche Untersuchung
von einer einfachen?

a) Die einfache Untersuchung:
Der Arzt schaut Ihnen ganz
tief in die Augen.

b) Die gründliche Unter-
suchung: Der Arzt schaut
Ihnen in den Rachen und in
die Ohren.

c) Die sehr gründliche Unter-
suchung: Der Arzt fordert
Sie auf, Ihr Hemd/Ihre
Bluse/Ihre Schuhe
(letzteres nur beim
Orthopäden) auszuziehen.

d) Die Vorsorgeuntersuchung:
Der Arzt schaut Ihnen auch
diesmal ganz tief in die
Augen, und was dann noch
kommt, darüber brauchen
Sie sich keine Sorgen zu
machen.

Merke:
Es gilt zumindest als
ungewöhnlich, sich beim
Zahnarzt ganz zu entkleiden!

Nur Laien vermeiden die
Untersuchung durch den
Arzt, wobei sie sich leicht tun:
Bei der ständigen Überlastung
unserer Ärzte wird streng
statistisch gesehen sowieso nur
noch jeder 100. Patient untersucht (Der Rest wird nur
„beraten" – siehe amtliche
Gebührenordnung!).
Bei jeder ärztlichen Untersuchung besteht die Gefahr,
daß Krankheiten entdeckt
werden, von denen der
Patient bisher gar nichts
wußte, die aber sehr schwer-
wiegende Einschränkungen
der Lebensqualität und sogar
lebensbedrohliche medizi-
nische Behandlungen mit sich
bringen könnten. So etwas
kann dem gebildeten
Patienten nicht passieren! Er
studiert vor, und vor allem
nach jedem Besuch beim Arzt
gründlich seine Medizin-
bücher, denn: *Vertrauen ist*
gut, Kontrolle ist besser.

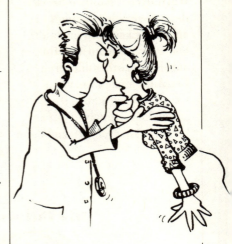

Wie aber umgeht der
Patient, daß bei ihm
Krankheiten entdeckt werden,
von denen er gar nichts wissen
will? Suchen Sie sich aus
einem medizinischen
Wörterbuch solche
Krankheiten heraus, die für
Sie in Frage kommen und
schreiben Sie sie auf. Zu jeder
Krankheit suchen Sie dann
die passenden Symptome.
Fertigen Sie an Hand dieser
Symptome einen kleinen
Spickzettel an, so wie damals
in der Schule, und tragen Sie
diesen stets bei sich. In der
Vorbereitungsphase im

Wartezimmer können Sie sich dann noch einmal gründlich auf die Fragen und Untersuchungen des Arztes vorbereiten. Dies gilt unter Fachleuten nach wie vor als die sicherste Methode, sich gegen unliebsame Krankheiten zu schützen, und, rein statistisch gesehen, ist sie jeder Vorsorgeuntersuchung weit überlegen!

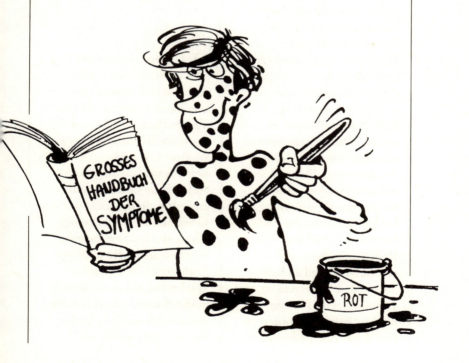

Verbände

Hier geht es wohlbemerkt nicht um die Ärzte-Verbände, welche den leidgeprüften Berufsstand der Ärzte gegenüber den Krankenkassen, den Finanzämtern oder dem Patientenschutzbund verteidigen! Es geht vielmehr um die Verbände, mittels derer die Ärzte Ihre Bewegungsfreiheit schmerzhaft und unbequem einschränken – also nicht um Verbandspolitik, sondern um Verbandstechnik!

Da wir alle per Gesetz verpflichtet sind, einen Erste-Hilfe-Kurs zu besuchen, wenn wir am öffentlichen Verkehr teilnehmen wollen, beherrschen wir jede Verbandstechnik mit dem kleinen Finger, der Patient aus Leidenschaft sogar noch perfekter, hat er doch seine Medizin-Bücher. Und so erkennen wir auf Anhieb, daß die meisten Ärzte von Verbandstechnik wenig Ahnung haben. Das ist nämlich leider immer noch kein Studienfach. Selbst während seiner Ausbildung im Krankenhaus hat der Arzt keine Chance, davon irgend etwas mitzubekommen, denn dort werden sämtliche Verbände von den Schwestern und Pflegern angelegt, und das aus gutem Grund: Schließlich sollen die Verbände ja halten, nicht drücken und zur Heilung beitragen. Unsere Ärzte werden zum ersten Mal mit dem Problem konfrontiert, selbst einen Verband anzulegen, wenn sie sich in eigener Praxis niederlassen. Die Folge ist, daß ihre ersten hundert Verbände entweder so eng sind, daß das verbundene Glied abstirbt und nach ein paar Tagen abfällt, oder sie sind so lose gewickelt, daß der Patient bereits beim Verlassen der Praxis einen Schwanz von Verbandsstoff hinter sich herzieht wie ein Dackel seine Leine.

... in Leidenschaft verbunden!!

96

Merke:
Ärzte sind von der
Verpflichtung befreit, an
einem Kurs für Erste Hilfe
teilzunehmen!

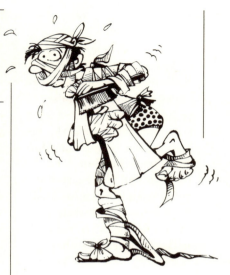

(Der Gesetzgeber setzt in der
für ihn typischen Blindheit
voraus, daß unsere Ärzte die
Verbandstechniken perfekt
beherrschen. Jede Krankenschwester könnte ihn ohne
Probleme eines besseren
belehren!) Patienten, welche
mit einer Krankenschwester
ein freundliches Verhältnis
unterhalten, besitzen damit
natürlich wesentliche Vorteile
gegenüber normalen
Menschen. Jeder echte Patient
hat ein solches mehr oder
weniger enges Verhältnis.
(Insgesamt sowieso keine
schlechte Idee, Kranken-
schwestern verstehen genug
von der Medizin, um reichlich
psychisch hochwirksame
Streicheleinheiten auszuteilen
und nicht genug, um ernsthaft
gefährlich zu werden.) Wer
sich jedoch weder so noch so
helfen lassen will, nimmt
einfach aus dem Hauswerk-

zeugkasten eine Rolle Isolier-
band und befestigt so den vom
Arzt angelegten Verband.

Merke:
Ihr Arzt kann gar nicht so
schlecht sein wie der
Verband, den er angelegt
hat.

Eine besondere Rolle unter
den Verbänden nehmen
die Gipsverbände ein. Sie sind
nicht nur deshalb
unangenehm, weil sie so
unbeweglich und starr sind,

97

sondern vielmehr, weil sie mindestens fünf Kilogramm wiegen. Außerdem sind sie nicht wasserfest. Beide Nachteile sind heute eigentlich längst überholt – es gibt seit vielen Jahren erstens wasserfeste und zweitens federleichte Verbände aus Kunststoff, die dem Gipsverband in jeder Hinsicht weit überlegen sind. Sie haben nur einen Nachteil: Sie sind auch wesentlich teurer. Wollen Sie einen solchen modernen Verband haben, müssen Sie zwei kleine Tricks kennen:

Methode 1: „Herr Doktor, ich bin allergisch gegen Gips, ich bekomme nach jeder Berührung damit sofort einen schweren Asthmaanfall!" (Die Krankenkasse zahlt!)

Methode 2: „Mit diesem schweren Gips kann ich meine alte Oma nicht mehr versorgen, die muß dann solange ins Krankenhaus!" (Die Krankenkasse zahlt!)

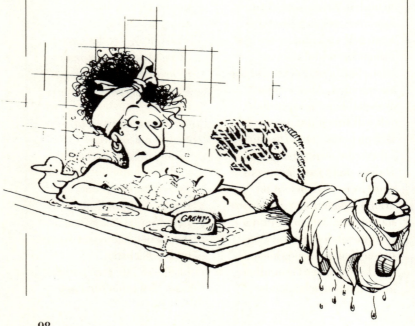

98

Praxis geschlossen!

Natürlich nicht wegen Urlaub! Ein richtiger Arzt hat niemals Urlaub, das verbietet schon sein Ethos! Ärzte verlassen zwar ihre Praxis drei- bis viermal pro Jahr für drei bis vier Wochen, was aber auf keinen Fall heißen darf, daß sie dann Urlaub machen. Nein, sie schließen ihre Praxis gewissermaßen notgedrungen, um sich fortzubilden, um auf den neuesten Wissensstand zu kommen, um sich über die letzten Modekrankheiten zu informieren und um eine wirtschaftliche Praxisführung zu erlernen. Aber Urlaub? Was glauben Sie eigentlich? Ich will Ihnen das an einem Beispiel erläutern: Im März fahren die meisten Ärzte nach Davos, nicht zum Wintersport, wie es vielleicht im ersten Moment den Anschein haben mag. Vielmehr findet dort nämlich jedes Jahr zu dieser Zeit ein Kongreß statt, welcher für Ihre Gesundheit von lebensentscheidender Bedeutung sein kann. Dort wird konzentriert gelernt, und das ist kein Zuckerlecken, sondern das bedeutet harte Arbeit. Um dies zu verdeutlichen, zeige ich Ihnen hier einen Auszug aus dem Tagesprogramm des Davoser Ärztekongresses:

Dienstag, 4. März

9.00–9.30: Verletzungen beim Benutzen der Skilifte. Praktische Demonstrationen an den 46 Liftanlagen von Davos.

9.30–12.30: Verletzungen beim Skilauf. Praktische Demonstrationen auf den Davoser Skipisten. (An beiden Veranstaltungen ist die Teilnahme nur auf Skiern möglich!)

12.30–14.00: Diätfehler und Alkoholmißbrauch in Jausenstationen und Bergrestaurants. Praktische Demonstrationen der Schweizer Küche im Hochgebirge.

14.00–16.30: Verletzungen beim Skilaufen für Fort-

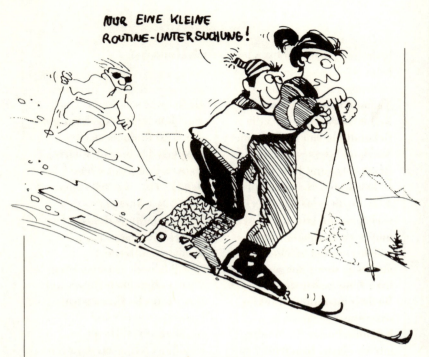

NUR EINE KLEINE ROUTINE-UNTERSUCHUNG!

geschrittene. Praktische Übungen auf den Davoser Skipisten. (Teilnahme nur auf Skiern möglich!)
16.30–19.00: Alkoholismus beim „Après-Ski". (Selbstversuche der teilnehmenden Ärzte).
19.00–22.00: Die Schweizer Küche in bezug auf Cholesterin und Zucker. (Selbstversuche in zahlreichen Davoser Restaurants durch die Kongreßteilnehmer).

Diese massive Belastung müssen unsere Ärzte über einen Zeitraum von zwei Wochen ertragen. Lediglich die Tatsache, daß dieser Streß von der Steuer abgesetzt werden kann, führt dazu, daß sich überhaupt noch Teilnehmer für solche Ärztekongresse finden. Und so geht es während des ganzen Jahres weiter: Im Sommer muß der Arzt zum Kongreß nach Ibiza, um sich eingehend über Verletzungsmöglichkeiten

100

beim Golf, beim Tennis oder beim Hochseesegeln zu informieren. Im Herbst ist Kampen auf Sylt an der Reihe. Dort geht es um die Behandlung von Asthma im Nordseeklima sowie um Bronchien- und Lungenleiden. In heroischen Selbstversuchen setzen sich Ärzte Klimaverhältnissen aus, die sie sonst nur ihren Patienten zumuten würden. **Selbst zu Weihnachten, wenn Sie gemütlich Ihre Füße unter den Weihnachtsbaum strecken, sitzen unsere Ärzte in Kitzbühel oder St. Moritz, um an einem Kongreß teilzunehmen. Und das nur, um Ihnen zuliebe ein besseres Wissen zu haben. Es** wäre allerdings noch schlimmer, wenn sie dies alles aus eigener Tasche bezahlen müßten.

Das alles sollten Sie bedenken, wenn Sie wieder einmal vergeblich vor der Praxistür Ihres Arztes stehen, vor dem Schild „Die Praxis ist vom 1.–31. geschlossen!"
Bedenken Sie auch, daß unsere Ärzte auf diesen Kongressen billigere Medikamente kennenlernen. – Was ja schließlich Ihnen und Ihrer Krankenkasse zugute kommt.
(Daß unsere Ärzte nachts Kondome testen, konnte von der Ärztekammer nicht bestätigt werden, wurde aber auch nicht dementiert!)

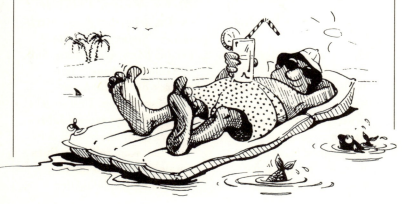

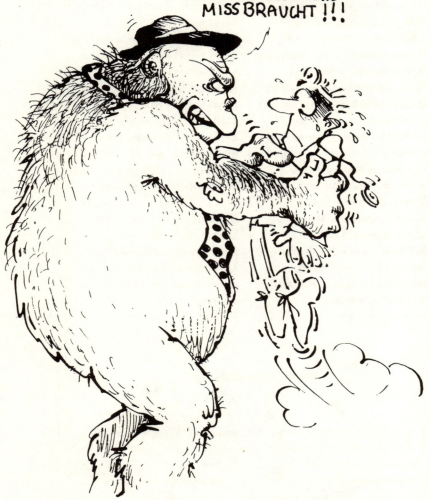

Ärztemuster

Wenn Sie bei diesem Thema meinen, es bedeutet, Sie bekämen durch die Ärztekammer verschiedene Ärzte als Muster vorgeführt, damit Sie sich den Ihnen genehmen Hausarzt aussuchen können, so irren Sie gewaltig. Sie erhalten vielmehr von Ihrem Arzt ein Medikament, das Sie zwar nichts kostet, das jedoch dem Arzt von den Arzneimittelherstellern kostenlos übergeben wurde, um es an Ihnen auszuprobieren. Die pharmazeutische Industrie will auf diese Weise die Nebenwirkungen ihrer Produkte kennenlernen. Nachdem Tierversuche bei uns immer mehr in Verruf geraten, müssen eben die Patienten für diese Tests herhalten. – Wollen Sie etwa gegen den Strom der Zeit schwimmen und unseren geliebten Haustieren diesen kleinen menschlichen Dienst verweigern?

Merke:
Zeigen Sie Ärztemuster besser niemals Ihrem Apotheker, der reagiert meist irgendwie verklemmt darauf!

Der Hausbesuch

Der gut informierte Patient weiß natürlich, daß es entschieden seine Vorteile hat, wenn er seinen Hausarzt dazu überreden kann, einen Hausbesuch zu machen. Damit schlägt er nämlich gleich mehrere Fliegen mit einer Klappe:
1) Er muß nicht drei Stunden in einem vermieften Wartezimmer mit der Lektüre

uralter und zerfledderter Zeitungen verbringen. Außerdem muß er nicht mitten unter Menschen sitzen, denen eigentlich gar nichts fehlt, sondern die sich mit ihren eingebildeten Krankheiten nur wichtig machen wollen. Und das alles, um eine Minute mit einem Menschen zu verbringen, der ihm sowieso nicht zuhört und dessen Sprache der Patient nicht

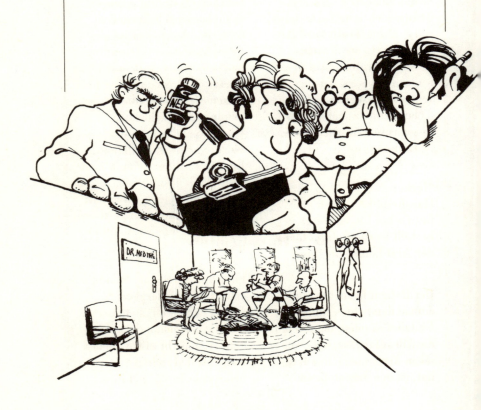

versteht.

2) Er hat den Arzt, wenn auch nur für wenige Minuten, ganz für sich allein. Keine Sprechstundenhilfe und kein Telefongespräch können die ungeteilte Aufmerksamkeit des Arztes vom Patient ablenken.

3) Der Patient muß nicht in das Sauwetter draußen.

4) Der wichtigste Vorteil aber ist: Beim Hausbesuch hat der Arzt von all seinen Foltergeräten, die ihm in der Praxis zur Verfügung stehen, lediglich die Spritze bei sich. Das nennt man sozusagen „Gefahren-minimierung".

Merke:
Hausbesuche sollten am besten bei Regenwetter bestellt werden, dann bleibt der Arzt länger im Haus!

Der Patient braucht nicht einmal den Schnee auf seiner Einfahrt räumen, denn seit die Allradfahrzeugwelle vor allem Ärzte überschwemmt hat, ist der Arzt stolz und glücklich darüber, endlich mal wieder die Geländegängigkeit seines Gefährts vorführen zu können.

Natürlich sollte man den Arzt, wenn er zum Hausbesuch kommt, unbedingt im Bett liegend empfangen. Ihm in voller Montur an der Haustür entgegenzukommen, könnte bei ihm das Gefühl erzeugen, verhohnepiepelt worden zu sein, und das mag er im allgemeinen gar nicht. Neuerdings machen unsere Ärzte auch wieder recht gerne Hausbesuche, daran verdienen sie nämlich nicht schlecht.

Merke:
Ein Patient, der seinem Arzt freundlich gesinnt ist, bestellt ihn nachts oder am Wochenende, daran verdient der Doktor noch wesentlich mehr.

Fällt Ihnen was auf? Wenn Sie erwarten, daß der Arzt Sie richtig behandelt, so müssen Sie peinlich genau darauf achten, daß vor allem Sie den Arzt erst mal richtig behandeln!!

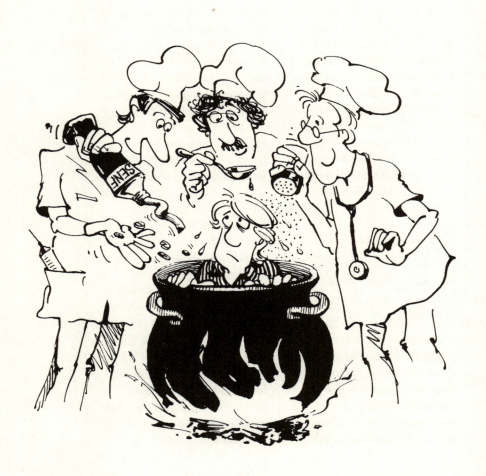

Der Krankenhausaufenthalt

Für den Durchschnitts-patienten mag das Wort Krankenhaus bedrohlich klingen, dem Patienten aus Leidenschaft jagt dieses Problem keine Ängste ein. Er weiß zum Beispiel, daß es keine Krankenhäuser mehr gibt, nicht einmal mehr eine „Klinik". Hat das Haus weniger als einhundert Betten, dann heißt es „Klinikum", darüber „Zentralklinikum" und bei mehr als tausend Betten „Großklinikum". (Wobei sich das „groß" nicht auf die Qualifikation der Ärzte, sondern ausschließlich auf die Zahl der Betten bezieht!) Sollten Sie jemals in die mißliche Lage kommen, Patient in einer solchen Gesundheitsfabrik zu werden, so verwenden Sie das Wort „Krankenhaus" niemals in Gegenwart von Ärzten oder Schwestern – das wäre so ungefähr das gleiche, wie wenn Sie eine Parkettkosmetikerin als „Putzfrau" bezeichnen würden. In den letzten zwanzig Jahren hat sich unser Krankenhaussystem wesentlich geändert: Während früher auf zwanzig Patienten ein Arzt kam, behandeln heute zwanzig Ärzte einen Patienten – ob das dem letzteren allerdings bekommt, ist eine andere Frage. (An dieser Stelle das Sprichwort „Viele Köche verderben den Brei" zu zitieren, beweist einen erheblichen Mangel an Takt. Dies gilt ausschließlich für die Krankenhausküchen, nicht für das übrige Personal!) Wenn wir hier trotzdem weiter von Krankenhäusern reden, so nur deshalb, weil sich am

Grundprinzip nichts geändert hat. (Und weil dem Autor momentan kein stationärer Aufenthalt in einem Krankenhaus bevorsteht, sonst wäre er nicht so mutig!)

Merke:
Bei keinem Ort der Welt ist es so wichtig, ihn in der Senkrechten zu verlassen wie beim Krankenhaus.

Verläßt ein Patient gegen ärztlichen Rat auf eigene Verantwortung (und gegen Unterschrift auf einem entsprechenden vorgedruckt vorhandenen Formular) das Krankenhaus, so ist dies ein Zeichen von Klugheit. – Ich habe noch nie gehört, daß ein Patient gegen ärztlichen Rat auf eigene Verantwortung im Krankenhaus geblieben ist!

Wichtige Hinweise für den Umgang mit dem Krankenhauspersonal

Auch im Krankenhaus gibt es Ärzte, jedenfalls zu bestimmten Tageszeiten: Der Regeldienst der Ärzte ist auf die Zeit von 8 bis 12 und 13 bis 17 Uhr beschränkt. Außerhalb dieser Zeiten sollte man besser davon absehen, krank zu werden. Erstens ist auch zu solchen Zeiten ein Krankenhaus niemals ganz arztfrei, zweitens besteht dann die Gefahr, daß man an den jüngsten Assistenzarzt gerät.

Im Umgang mit den Krankenhausärzten muß man wesentliche und wichtige Unterschiede beachten. Daher tut der Patient gut daran, sich gründlich vorzubereiten. Krankenhausärzte sind nämlich nicht ohne weiteres mit normalen Ärzten zu vergleichen, was nicht heißen soll, sie seien nicht normal.

Chefärzte

D er ungebildete Laie weiß aus der Zeitung, daß Chefärzte unsere „Halbgötter in Weiß" sind. (Im Gegensatz zu den Mitarbeitern des TÜV, die als „Götter in Grau" vom Durchschnittsautofahrer abqualifiziert werden). Welch ein klassischer Beweis totaler Unkenntnis. Der wahre Patient hingegen sieht in den Chefärzten eine geniale Kombination von erhabenem Wissen, erhabenem Auftreten, erhabener Gestalt und erhabenem Gehalt. Und er kennt ihre Macht, denn die Chefärzte entscheiden im Krankenhaus über Leben und

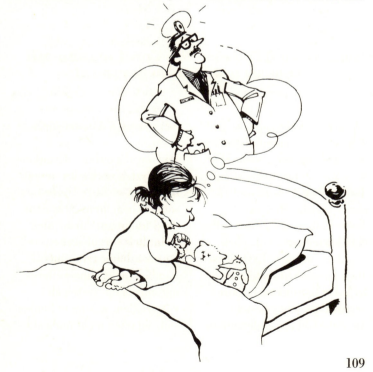

Gehe nie zu deinem
Fürst, wenn du
nicht gerufen wirst!

Tod. **Zum Glück begegnet
der Durchschnittspatient
dem Chefarzt nie, insofern
schwebt er nicht in unmittelbarer Gefahr.** Nur wenn es zu
üblen Komplikationen kommt,
droht eine persönliche Visite
des Chefarztes. Der versierte
Patient vermeidet jedoch
solche Zwischenfälle aufs
Peinlichste.

Übrigens – woran erkennen
Sie einen Chefarzt? Wenn Sie
auf dem Krankenhausgang
eine Ansammlung von zehn
Ärzten, zehn Schwestern,
zehn Pflegern und zehn
Schwesternhelferinnen in
geordneter Formation
erblicken, dann ist der,
welcher als einziger redet, der
Chefarzt. Wenn Sie eine
derartige Versammlung sehen,
verschwinden Sie sofort wie
eine Tauchente, Ihrer
Gesundheit zuliebe.

Oberärzte

Als rechte und linke Hand
des Chefarztes bewegen
sie sich auf einer etwas
tieferen Ebene. Sie stellen

gewissermaßen die Verbin-
dung dar zwischen den Chefärzten und dem normalen
Menschen. Da sie selbst gerne
Chefarzt werden würden,
bemühen sie sich sehr um die
Gesundheit ihrer Patienten,
denn sie brauchen eine
positive Statistik. – Wer von
einem Oberarzt behandelt
wird, hat sofort zu genesen,
andernfalls können die
Oberärzte ungemütlich
werden, so etwas verdirbt
ihre Statistik.

**Vermeiden Sie es, von zwei
Oberärzten gleichzeitig
behandelt zu werden, das
wäre ungefähr so, wie wenn
Sie zwischen zwei Mühlsteine
geraten, die sich in ver-
schiedene Richtung drehen.**

Merke:
**In der Chirurgie hat es sich
bewährt, statt vom Chefarzt
lieber von einem Oberarzt
operiert zu werden, die
Oberärzte sind jünger und
zittern daher noch nicht!**

110

Assistenzärzte

Sie stellen den Löwenanteil am Klinikpersonal und rangieren nicht nur weit hinter Chefärzten und Oberärzten, sondern auch noch hinter den Stationsschwestern. Die Schwestern mögen sie nicht, weil sie bis zum Kragen vollgestopft sind mit theoretischem Wissen, es ihnen aber angeblich an praktischer Erfahrung total fehlt. Ihr schlimmster Fehler aber ist, daß die Assistenzärzte durch einen blöden Fehler bei der Gestaltung der Hierarchie den Krankenschwestern vor die Nase gesetzt wurden.

**Merke:
Vermeiden Sie unbedingt, von einem Assistenzarzt operiert zu werden, der zittert vor Aufregung, nicht wegen Altersschwäche!**

Der kluge Patient sucht den Kontakt mit den Assistenzärzten, denn unter ihnen gibt es richtig nette Kerle, die ihm zuhören. – Sie sind überhaupt die einzigen Menschen im Krankenhaus, die ihm wirklich mal etwas Zeit widmen und sich um ihn kümmern. Hier finden sich verbindende Gemeinsamkeiten. Diese armen Kerle werden nämlich im Krankenhaus genauso geschunden wie Sie an Ihrem Arbeitsplatz, ewig meckert der Chef an ihnen herum, gerade so wie Ihr Chef an Ihnen. Außerdem bekommen die Assistenzärzte im Krankenhaus das gleiche Essen wie Sie. So etwas verbindet ungemein.

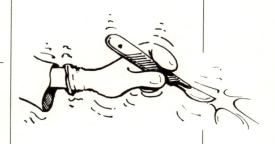

Mit einem Assistenzarzt können Sie sich auch ruhig mal einen Scherz erlauben, mit dem Chef oder dem Oberarzt nie – das darf nur der mit Ihnen machen.

Krankenschwestern

Aus rein praktischen Gründen hat es sich bewährt, die Krankenschwestern in drei Hauptgruppen einzuteilen – die liebevollen, die bärbeißigen und die Oberschwestern.
Die liebevollen Krankenschwestern müssen in zwei Untergruppen klassifiziert werden:
Die eine Gruppe ist liebevoll und voller Zuwendung zum Patienten (eher seltener), die andere ist liebevoll und voller Zuwendung zu den Ärzten (eher häufiger).
Die bärbeißigen Krankenschwestern: Ihre Einstufung leitet sich von der Tatsache ab, daß sie ohne weiteres in der Lage sind, einem ausgewachsenen Grizzlybären ein Ohr abzubeißen, sollten sie gereizt werden. Und auch vor einem Patienten haben sie

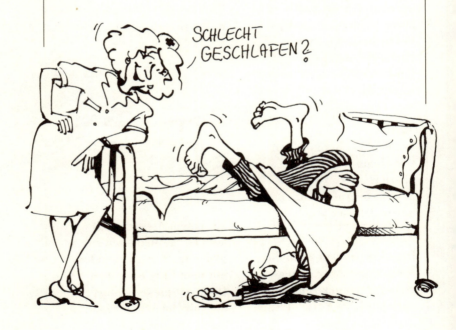

112

naturgemäß überhaupt keine Angst. – Beim Umgang mit ihnen wäre es besser, sie nicht zu reizen, ein Rat, der leicht erteilt und schwer zu befolgen ist. Sie finden leider immer Gründe, böse zu werden: „Ihr Bett ist total verwühlt, wälzen Sie sich doch nicht so viel herum, wir müssen das dann immer alles in Ordnung bringen!" Oder: „Ihr Bett ist mal wieder total glatt, wie unbenutzt! Waren Sie heute nacht unterwegs? Das müssen wir offensichtlich mal kontrollieren!" Oder: „Sie haben ja fast nichts gegessen, wie wollen Sie denn so gesund werden?" Oder: „Sie haben ja wieder alles total aufgegessen, Sie wollen sich wohl auf unsere Kosten mästen!" Oder: „Wieso haben Sie schon wieder Schmerzen, Sie haben doch eben noch eine Spritze bekommen!" Oder: „Wenn Sie keine Schmerzen haben, kann es mit Ihrer Krankheit ja nicht weit her sein!" Am besten behandeln Sie diese Schwestern genau wie Ihre Schwiegermutter, da gibt es auch kein Patentrezept.

Die Oberschwestern: Sie sind eine Sorte für sich und nur schwer einzuordnen. Als Patient tun Sie gut daran, die Oberschwestern dabei zu beobachten, wie sie mit den Ärzten und den anderen Schwestern umgehen. Im allgemeinen haben Oberschwestern Haare auf den Zähnen (und gelegentlich auch am Kinn). Unter ihrem strengen Blick kann es Ihnen so gehen wie Lots Weib. (Falls Sie nicht bibelfest sind, Lots Weib wurde in eine Salzsäule verwandelt). Deshalb versteckt sich der kluge Patient im Klo, wenn er die Oberschwester auch nur von weitem sieht. (Das tun übrigens die meisten Ärzte auch, also muß es sich bewährt haben).
Sollte es Ihnen jedoch gelingen, sich die Oberschwester zum Freund zu machen, dann können Sie sich im Krankenhaus fast alles erlauben. – Wen sie mag, verteidigt die Oberschwester mit Zähnen und Klauen. (Ein Gerücht besagt, daß ein Chefarzt einmal einen kleinen

Wie Nächstenliebe zu nackter Gewalt werden kann!

113

Assistenzarzt rausschmeißen wollte, der sich gut mit der Oberschwester verstand. Die Sache endete schließlich mit dem Weggang des Chefarztes.)

Krankenpfleger

Krankenpfleger sind eigentlich Krankenschwestern, die lediglich durch einen kleinen Irrtum der Natur männlichen Geschlechtes sind. Sie pflegen auch keine Kranken. Sie werden vielmehr – unter dem Vorwand weiblicher Schwäche – dazu mißbraucht, schwergewichtige Patienten durch die Gegend zu heben: Vom Operationstisch auf den Transportwagen, vom Gipstisch auf eine Liege, aus dem Bett auf den Röntgentisch oder aus dem Krankenwagen in den Aufzug. Die eigentliche Qualifikation für ihren Beruf liegt in ihrer Körperkraft. Daneben schneiden sie Gipse auf und dabei dem Patienten ins Bein, und nachts „dürfen" sie die Röntgenschwester vertreten. Die meisten Krankenpfleger zeichnen sich durch eine Engelsgeduld und durch wirkliche Berufung zum Dienst am Patienten aus. – Eine Eigenschaft, welche ansonsten in unseren Krankenhäusern eher zu den Raritäten gehört. Die meisten Ärzte ziehen bei der Arbeit (im Gegensatz zur Freizeit) die Krankenpfleger den Schwestern vor – von Mann zu Mann läßt sich eben manches Problem leichter lösen.

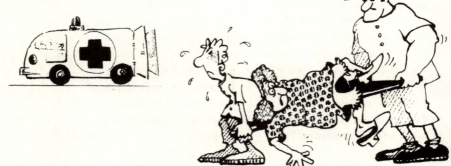

Was den Patienten im Krankenhaus erwartet

Vor das gemütliche Zurechtkuscheln im Krankenhausbett hat die Klinikverwaltung die Aufnahme gesetzt. Dort herrscht eine hochsterile Atmosphäre, welche man jedem Operationssaal nur wünschen kann. Der Patient wird hier in einen Computer eingefüttert. Von diesem Zeitpunkt an ist er nicht mehr der Herr Maier oder die Frau Schulze, sondern eine mehrstellige Nummer. Vergessen sind die guten alten Zeiten, als er wenigstens noch der Blinddarm von Zimmer 204 oder die Galle von Zimmer 115 war, was immerhin noch einen Rest von Individualität andeutete. **Übrigens sollten Sie nicht erschrecken, wenn Sie dabei auch nach Namen und Anschrift der nächsten Anverwandten gefragt werden; das sagt nichts aus über Ihre Chancen, den ganzen Laden wieder lebendig zu verlassen.** Ohne diese Information kann der Computer Sie nicht abspeichern, und dann kann es nicht nur passieren, daß Sie nichts zu essen bekommen, weil der Küchencomputer von Ihnen nichts weiß, im schlimmsten Falle werden Sie gar nicht behandelt.

Die Visite

Es gibt zwei Grundtypen der Visite – die tägliche durch den Stationsarzt und die wöchentliche durch den Chefarzt.

Merke:
Kommt der Chefarzt öfters als einmal wöchentlich an Ihr Bett, so sind Sie entweder ein besonders schwieriger oder gar kritischer Fall – oder Sie sind Privatpatient.

(Von dem ersten Grundtyp kann ich Ihnen nur dringend abraten!)
Bei der täglichen Visite gelten ganz ähnliche Regeln wie bei der Sprechstunde: **Der Stationsarzt spricht, nicht Sie!** Er betritt das Krankenzimmer und brüllt ein lautes und fröhliches „Guten Morgen" – einmal, um die Patienten aufzuheitern, zum anderen, um sie zu wecken (einer ratzt immer).
Zusammen mit dem Stationsarzt tritt auch das gesamte übrige Stationspersonal an Ihr Bett. Ein jüngerer Arzt schlägt nunmehr Ihre Bettdecke zurück und legt Ihren Intimbereich frei, egal, woran Sie auch immer leiden mögen. – Der Normalbürger

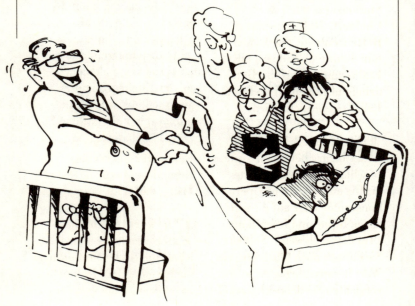

könnte meinen, derartige Anblicke reichen dem Klinikpersonal schon lange, aber der Zweck ist ein ganz anderer. Durch diesen etwas erniedrigenden Zustand sollen Sie daran gehindert werden, die Frage zu stellen, die jeder Krankenhauspatient jeden Tag dem Stationsarzt stellt: „Herr Doktor, wann darf ich nach Hause?"

Merke:
Über Ihre Entlassung entscheiden weder der Stationsarzt noch der Chefarzt. Das bestimmt die Bettenzentrale. Sie haben nur dann eine Chance auf Entlassung, wenn Ihr Bett dringend für einen anderen Fall(!!) gebraucht wird.

Macht zum Beispiel ein Chirurg bei Ihnen Visite, so schlägt er Ihnen als erstes kräftig auf die frische Operationswunde oder auf die gebrochene Rippe und fragt dann: „Tut das noch weh?" Sollten Sie danach noch fähig sein, ein Wort herauszubringen, so verzichten Sie dennoch darauf – Ihre Antwort interessiert keinen Menschen, am wenigsten den Arzt. Es handelt sich dabei lediglich um einen angelernten Reflex.

Als nächstes wird das Pflaster von Ihrer Wunde gerissen, mitsamt den dazu gehörigen Haaren. Selber schuld, kann ich da nur sagen, schließlich gehören Haare auf den Kopf, nicht auf den Bauch! Anschließend nimmt der Chirurg eine Pinzette zur Hand und popelt in Ihrer Wunde herum. Das ist nicht bösartig gemeint, er will nur herauskriegen, ob die noch aufgeht. Tut sie das nicht, greift er schließlich zur Schere und entfernt die Fäden aus der Wunde. Wenn Sie nach alledem wieder zu sich kommen, ist die Visite längst weitergewandert und die Gefahr für Sie vorbei, zumindest bis zur nächsten Visite, das heißt bis morgen.

Ein Wort zu den Titeln unserer Ärzte: Im Klinikum ist der Stationsarzt immer mit „Herr Doktor" anzureden, auch wenn er

Wer einen behaarten Bauch hat, ist selber schuld!

117

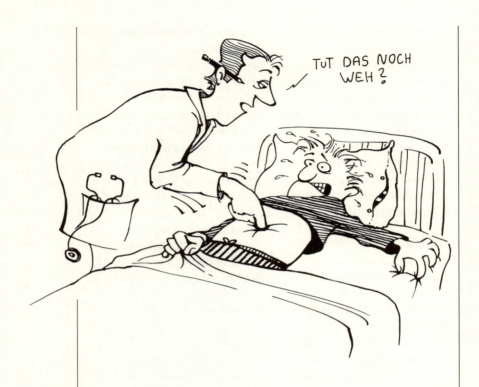

noch keine Doktorarbeit gemacht hat, im Zentralklinikum mit „Herr Professor". Im Großklinikum darf der Stationsarzt überhaupt nicht angesprochen werden. (In unserem Nachbarland Österreich führt er den Titel „geheimer Hofrat". Dort gibt es zwar seit fast einhundert Jahren keinen Kaiserhof mehr, aber in diesem „sozialistischen" Land hat man wenigstens noch Respekt vor althergebrachten Traditionen!)

Die Chefvisite wirkt wie eine ungenehmigte Demonstration, bei welcher lediglich die Plakate fehlen, oder wie der Aufmarsch des Diktators einer Bananenrepublik. Der Herr

Chefarzt schreitet gemächlich von Bett zu Bett und mustert jeden Patienten mit seinem geschulten Auge, während der Stationsarzt ihm fremdländisch klingende Informationen zu jedem einzelnen Fall einsagt.

Bezeichnet er Sie als „Gallina spastica", so hat das nichts mit Ihrer Galle zu tun, das bedeutet auf deutsch schlicht „Krampfhenne". Oder stellt er bei Ihnen die Diagnose „Flatus in cerebro", so bedeutet das auf keinen Fall, daß Sie an einer bösartigen Krankheit leiden – es heißt nichts anderes als „Furz im Hirn". Unsere Ärzte brauchen derartige Geheimcodes, sonst würden sie ständig mit einer Flut von Beleidigungsprozessen überzogen.

Der Chefarzt wird bei der Visite niemals persönlich Hand an Sie legen, was aber nicht heißen soll, Sie seien außer Gefahr. Das machen die Oberärzte für ihn, während er genüßlich dabei zuschaut. (Oberärzte sind ältliche Stationsärzte, die sich bisher für einen Chefarztposten noch nicht qualifizieren konnten, weil sie entweder das falsche Parteibuch oder das falsche Glaubensbekenntnis haben). Zu einer gut organisierten Chefvisite gehören mindestens vierzig bis fünzig Teilnehmer, welche ihrem Chef bedingungslos folgen. Leider passen sie natürlich nicht alle gleichzeitig in die sowieso schon viel zu kleinen Krankenzimmer. Daher muß ein Teil draußen auf dem Gang warten. Dabei machen sich dann die jungen Assistenzärzte an die jungen Krankenschwestern heran – lang dauernde Chefvisiten haben erfahrungsgemäß einen ausgesprochen ehefördernden Effekt. Während der Chefvisite bleibt im ganzen übrigen Krankenhaus die Arbeit liegen. So können Sie absolut sicher sein, daß alle anderen Stationen garantiert „arztfrei" sind, wenigstens für diesen Moment. Genießen Sie die kostbaren Minuten, denn **die nächste Visite kommt bestimmt, spätestens morgen!**

Die Operation

Halt, – so geraten Sie doch nicht gleich in Panik! Sie müssen nun keineswegs glauben, Ihr letztes Stündlein habe geschlagen!

Merke:
Rein statistisch gesehen gelingt die Mehrzahl aller Operationen.

Es kommt vielmehr darauf an, daß Sie sich gründlich über das Für und Wider und alle anstehenden Probleme informieren. Denken Sie an Napoleon: „Eine Gefahr, die erkannt ist, ist keine mehr"! Dabei kommt Ihnen das geltende Gesetz zugute: Der Arzt ist verpflichtet, Sie über die Art der Operation und ihre möglichen Nebenwirkungen (nein, nicht zusammenzucken, die gibt es leider, aber sie sind selten!) aufzuklären – freiwillig tut er das bestimmt nicht. Da diese Aufklärung jedoch weitgehend in lateinischer Sprache stattfindet, und das hat der Gesetzgeber nicht verboten, hilft Ihnen das wenig. Es bleibt Ihnen ja doch nichts anderes übrig, als auf der punktierten Linie zu unterschreiben. Das Aufklärungsgespräch vor einer Operation läuft vergleichsweise so ab, als wollten Sie einen Araber in Turkmenistan über die Arbeitsweise einer modernen Computeranlage aufklären, und das auf deutsch. **Zwei Möglichkeiten helfen Ihnen hier weiter: 1. Ihr Medizinbuch und 2. die Rücksprache mit bereits operierten Patienten auf Ihrer Station** – wobei die zweite Möglichkeit meist nicht sehr beruhigend wirkt.

Am Abend vor dem großen Eingriff besucht Sie, meistens etwas eilig, der Narkosearzt. Auch er ist verpflichtet, Sie aufzuklären. Trotzdem sollten Sie sich auch von diesem Gespräch nicht allzu viel erwarten, denn letztlich will er nur feststellen, wieviel Gift er in Sie hineinpumpen muß, damit Sie während der Operation dem Chirurgen nicht unvermutet das Messer aus der Hand schlagen.

(Solche Dinge spielen sich im Unterbewußtsein ab.) Unmittelbar vor Ihrer Reise in den Operationssaal werden Sie rasiert – nein nicht am Kinn! Es wird ein ewiges Geheimnis der Chirurgen bleiben, warum auch bei einer Kropfoperation die Achselhaare abrasiert werden müssen. Das einzig Schöne an einer Operation ist damit letzten Endes die Spritze, welche Sie vor dem Betreten (bzw. Befahren) des Operationssaales bekommen. Es handelt sich dabei um Morphium, dessen beglückende Wirkung Sie an jenem Tag selbst erfahren können. Aber bitte glauben Sie nicht, diese Spritze würde aus reiner Nächstenliebe ausgeteilt – sie hat vielmehr den Zweck, Sie so einzulullen, daß Sie es sich nicht im letzten Moment noch überlegen und einfach unoperiert das Weite suchen.

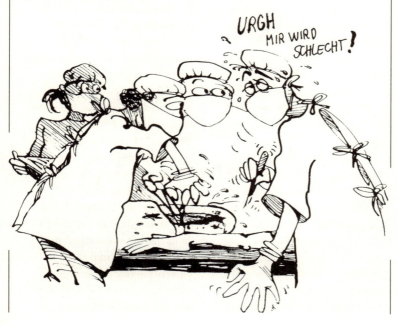

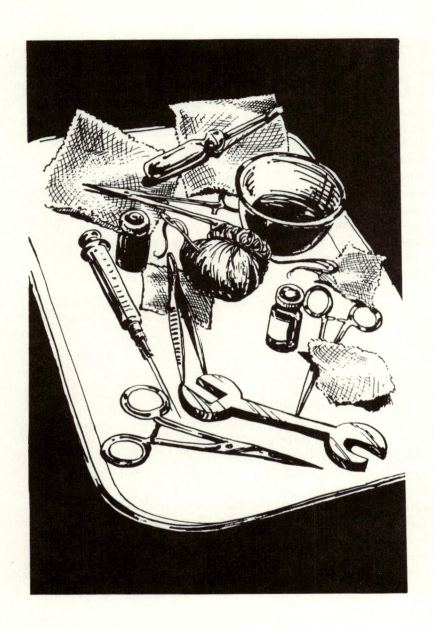

Der Operationssaal

Der Operationssaal, von den Ärzten und Schwestern verniedlicht „OP" genannt, ist wohl einer der gefährlichsten Plätze der Erde, die es gibt. Mieten Sie sich lieber eine Wohnung auf dem Gelände eines Atomkraftwerkes oder direkt neben einer Landebahn für Militärflugzeuge und dies für zehn Jahre, als daß Sie auch nur zehn Minuten im OP verbringen! Alles, was irgendwo in die Reichweite des OP's gelangt, wird bedingungslos sterilisiert. Wieso sich Ärzte trotzdem noch vermehren, ist ihr wohlgehütetes Geheimnis. Im Operationssaal wimmelt es von Tischen und Beistelltischchen, auf denen blitzende Gegenstände herumliegen – niemals anfassen, die sind alle scharf oder spitz oder sonstwie gefährlich. Nur ein Tisch ist frei, nämlich der, auf welchem Sie festgeschnallt werden, bevor Ihre inneren Organe freigelegt werden. Zum Glück werden Sie vorher eingeschläfert! (Sollten Sie einmal in den Genuß einer Operation unter örtlicher Betäubung gelangen, so erhalten Sie einen tiefen Einblick in das Geistesleben unserer Chirurgen: Während der Operateur gerade in der einen Hand ein rasiermesserscharfes Skalpell und in der anderen Hand Ihre Leber hält, während ein Assistent Ihre Hauptschlagader abklemmt, erzählen sich die Herren vom letzten Urlaub in St. Moritz, diskutieren über die Notwendigkeit von ABS oder beraten über die Zahlungen im Falle einer Scheidung. (Einem ungeschriebenen Gesetz zufolge darf in einem OP niemals über Medizin geredet werden.)

Merke:
Chirurgen sind Handwerker.

Bekanntlich gehört zu einer ordentlichen Operation auch ein Narkosearzt. Dieser hat die Aufgabe, den Patienten vor der Operation einzuschläfern und nach der

Operation wieder aufzu-
wecken. – Zum Glück gelingt
es ihm fast immer. Wenn Sie
dann nach Verlassen des
Operationssaales wieder bei
vollem Verstand sind, betasten
Sie unauffällig Ihren Körper,
um festzustellen,was alles
fehlt. Sollten Sie jetzt merken,
daß Ihre Blinddarmnarbe
vom Oberschenkel bis zum
Kinn reicht, so denken Sie
sich nichts Böses dabei.

Merke:
Je größer der Chirurg, desto
größer der Schnitt.

Ein wichtiges Thema im
Krankenzimmer ist auch die
Dauer Ihrer Operation.
Dauerte sie weniger als eine
Stunde, war es wohl nichts
Ernstes, reden Sie besser nicht
darüber. Gegen die Mittagszeit
gehen die Operationen immer
schneller vorüber, denn
erstens kriegen die Ärzte
Hunger, und außerdem geht
ihnen der Gesprächsstoff aus.
Schauen Sie darauf, daß Sie
um neun Uhr drankommen,
das ist die beste Zeit.

(Keineswegs um acht, auch die
Ärzte müssen sich erst warm
operieren!)

Krankenhauskost

In unseren Krankenhäusern
speist man vorzüglich! Das
glauben Sie nicht? Nun
werden Sie nicht witzig,
Mann! Schließlich sind unsere
Spitäler keine Schlemmer-
lokale, sondern vielmehr eine
Stätte der Genesung und
Gesundung. Sie werden es
vielleicht im Fernsehen
verfolgt haben – mehr als die
Hälfte aller Mitteleuropäer
leidet an Übergewicht. Das ist
ungesund! Unsere Kranken-
häuser sind dazu da, uns
gesünder zu machen, nicht zu
unserem Übergewicht beizu-
tragen. Also sind sie verpflichtet, unseren Appetit zu
zügeln. (Daß es die meisten
Krankenhäuser mit dem
Appetitverderben so genau
nehmen, war allerdings auch
nicht ausgemacht! Schließlich
soll es ja Patienten geben,
welche nicht an Übergewicht
leiden. Aber Minderheiten

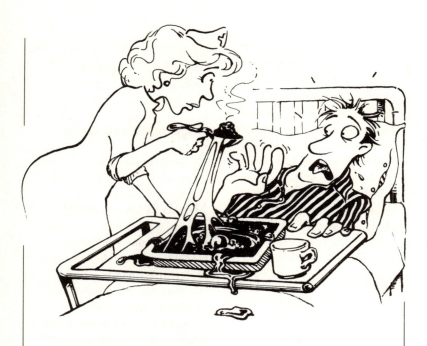

werden eben meist unterdrückt und vergessen). **Es ist ein unbestätigtes Gerücht, daß die schlechte Laune der Ärzte auf die Krankenhausküche zurückzuführen ist – die meisten essen zu Hause.** Die Krankenhauskost wird schließlich biologischdynamisch fundiert, nach streng wissenschaftlichen Richtlinien zubereitet: Sie hat frei zu sein von schädlichen Zutaten wie Zucker, Salz, Fleisch, Eiern, Sahne, Fett, Gewürzen, Butter und ähnlichem. (Diese Richtlinien gelten nicht für die auf der Privatstation servierten Gerichte!)

Merke:
Das Krankenhausessen kann trotz der Gesundheitsreform nicht schlechter werden, das ist aus technischen, vor allem aber aus chemischen Gründen nicht möglich.

Und hier ein Auszug aus dem
Speiseplan – die Vorspeise:
„Doppelte Kraftbrühe mit
Einlage". Seien Sie nicht
enttäuscht, wenn Sie diesmal
nicht der Glückliche unter
den Patienten sind, der die
Nudeleinlage gefunden hat.
Die Hauptspeise: „Assiette de
Crudite". Grundlage ist
immer eine gute Mehlschwitze.
Fleisch muß nicht sein, wir
wissen alle, daß vegetarische
Kost einen wesentlichen
Beitrag zur Blutreinigung
leistet. Das Gemüse muß
leider aus Gründen der
Rationalisierung bereits
montags für die ganze Woche
gekocht werden, aber spätestens seit Wilhelm Busch
wissen wir, daß pflanzliche
Kost erst wieder aufbereitet
den wahren Gourmet wirklich
reizt: „Wofür sie besonders
schwärmt, wenn er wieder
aufgewärmt".
Der Nachtisch:
„Götterspeise". Muß meist gar
nicht mehr serviert werden,
da die Patienten nach der
Hauptspeise satt zu sein
scheinen – warum auch
immer.

**Nur Vegetarier
sterben gesund.**

**Merke:
Dies alles gilt nicht für
Speisen, welche auf der
Privatstation serviert
werden. Fordern Sie doch
einfach mal deren Speise-
karte an.**

Die Intensivstation

Selbst ein leidenschaftlicher
Patient tut gut daran,
dieses Herzstück jedes
Klinikums zu vermeiden.
Intensivtherapie heißt, den
Patienten unter Einsatz jedes
möglichen technischen,
chemischen und physika-
lischen Hilfsmittels zu
behandeln, ohne Rücksicht
auf die im Grundgesetz
verankerte Freiheit und
Unantastbarkeit des menschlichen Lebens. Das Bett einer
Intensivstation gleicht
ungefähr der Flaschenabfüll-
stelle einer mittelgroßen
Brauerei. Der Patient liegt im
Zentrum eines verwirrenden
Netzes von Schläuchen,
welche diverse Flüssigkeiten in
ihn hinein- und/oder aus ihm

herauspumpen. Mehrere Kabel setzen ihn unter Strom verschiedener Stärken, wobei regelmäßig schrille Piepser anzeigen, daß er die Behandlung bisher überstanden hat. Von einem Schaltpult aus, vergleichbar dem Stellwerk des Kölner Hauptbahnhofes, leitet eine Krankenschwester den Einsatz, während die Verwandten hinter schußsicheren Scheiben stehen und dem ganzen Vorgang andächtig zusehen.

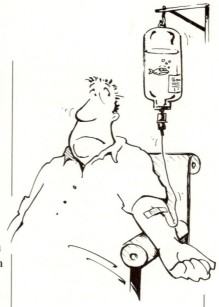

Die Infusion

Die Grundidee, dem menschlichen Körper Nahrungsmittel zuzuführen, ohne ihm etwas zu essen zu geben, ist in sich schon pervers. Wozu verfügen wir schließlich über so wichtige Dinge wie einen hochsensiblen Gaumen, eine verwöhnte Zunge und einen empfindlichen Magen? Die niederträchtige Gemeinheit, diesen natürlichen Weg zu umgehen, fängt damit an, daß ein Assistenzarzt dem Patienten eine dicke, aber stumpfe Nadel versuchsweise mehrmals in beide Arme piekst, bis er schließlich die ihm genehme Vene gefunden hat. Nicht selten schwillt dabei der Unterarm bis auf das Zehnfache seines natürlichen Umfanges an.

So ist der Patient die nächsten fünf bis acht Stunden mittels des ominösen Plastikschlauches an sein Bett gefesselt, was einerseits dazu führt, daß er ins Bett pieseln muß (wehe, wenn die Schwestern das rauskriegen!), andererseits aber dem Arzt die Sicherheit gibt, daß er nicht unerlaubt das Krankenhaus auf Nimmerwiedersehen verläßt. Während er nun an seinem Schlauch hängt, werden in regelmäßigen Abständen an den Nachbarbetten wohlriechende Speisen serviert. Was sich jetzt in seinem Mund und seinem Magen abspielt, nennt man in Ärztekreisen den „Pawlowschen Reflex", was zu deutsch heißt, daß ihm das Wasser im Mund intensiv zusammenläuft.

Der Streckverband

Der Streckverband als Behandlungsmöglichkeit bei Knochenbrüchen ist bereits seit der spanischen Inquisition bekannt – und hat seitdem nichts von seiner Grausamkeit verloren. Mittels zahlreicher schwerster Gewichte wird das gebrochene Bein solange gezerrt, bis entweder der Zug reißt oder der Patient über das Fußende seines Bettes hinausrutscht. Kommt es zu keinem dieser Zwischenfälle, spricht der Arzt von Heilung. Kommen die lieben kleinen Kinder den Papa am Krankenbett besuchen, so lieben sie es über alles, auf diesen Gewichten zu schaukeln, was die Ärzte gar nicht so ungern sehen, verstärkt es doch den Dehnungsprozeß nicht unerheblich.

Besuch am Krankenbett

Jeder Patient bekommt gerne Besuch, wenn er schon im Krankenhaus liegen muß. Sie sollten jedoch gewisse Vorkenntnisse haben, dann regt Sie die ganze Geschichte viel weniger auf, was sich wieder als vorteilhaft für Ihren Genesungsprozeß und damit für die Dauer des Krankenhausaufenthaltes erweist.
Wenn Krankenschwestern etwas hassen, dann ist es die Besuchszeit. Normalerweise haben sie alle Menschen fest unter ihrer Fuchtel: Ärzte und Pfleger, Patienten und

Putzfrauen. – Und dann kommen plötzlich Scharen fremder Menschen mit ungeputzten Schuhen daher, überschwemmen die Krankenzimmer und bringen lauter Sachen mit, die sie als Geschenke bezeichnen, die in Wirklichkeit jedoch im Krankenhaus nichts zu suchen haben und den Patienten nur schaden. Lästig stehen sie überall herum, und was das Schlimmste ist, sie stellen auch noch dumme Fragen. **Es ist daher unbedingt erforderlich, die Krankenschwestern einmal gründlich darüber aufzuklären, daß dem Besucher der Gang ins Krankenhaus mindestens genau so unangenehm ist wie Ihnen.**

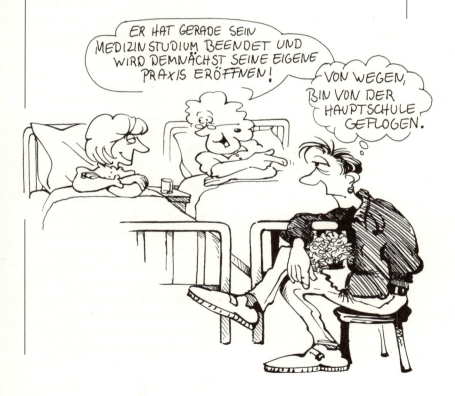

Wenn Sie jemanden im Krankenhaus besuchen müssen (das Wort „müssen" sagt schon alles), dann stellt sich als erste die fast unlösbare Frage: „Was bringe ich dem Kranken mit?" (Alle die Sachen, die dem Patienten wirklich Freude machen würden, sind garantiert verboten – wie eine Flasche Whisky, eine große Schachtel Pralinen oder ein Videorekorder mit Pornos). Blumen verschwinden unmittelbar nach Ende der Besuchszeit aus den Krankenzimmern, warum, konnte mir bisher niemand einleuchtend erklären, es wird jedoch seit Urzeiten an allen Krankenpflegeschulen gelehrt. Ein Buch als Geschenk ist auch eine zweifelhafte Sache, entweder es ist sehr spannend, dann regt es den Kranken zu sehr auf, oder es ist beruhigend und langweilt so den Patienten zu Tode (was im Krankenhaus unerwünscht ist – jeder Laie würde den Tod auf einen ärztlichen Behandlungsfehler zurückführen).

Zum Glück gibt es aber in jeder Klinik einen Kiosk, welcher harmlose, leider zum großen Teil ziemlich blödsinnige Geschenke verkauft. Sie finden diesen Kiosk ganz leicht: Halten Sie einfach Ausschau nach einer Versammlung von Männern in bunten Schlafanzügen und gestreiften Morgenmänteln, die in der rechten Hand eine Flasche Bier und in der linken eine Zigarette halten – der Kiosk muß in unmittelbarer Nähe liegen!

Bevor Sie sich daran machen, das Krankenzimmer Ihres Verwandten/ Freundes/Chefs zu suchen, lassen Sie sich lieber an der Pforte eine kleine Zeichnung machen, die Numerierung der Räume ist ungefähr so logisch wie die Hausnummerverteilung in kleinen Gebirgsdörfern. Es könnte sonst sein, daß Sie verzweifelt auf den Gängen herumirren, versehentlich für einen Patienten gehalten werden und am Ende auf irgendeinem Operationstisch landen.

130

Erschrecken Sie bitte auch nicht, wenn Sie endlich ins Krankenzimmer eintreten, – auch die anderen Patienten haben Besuch, und es geht ungefähr so intim zu wie morgens um sieben in der S-Bahn (nur riecht es dort etwas anders!).

Unterhaltungen am Krankenbett haben einen eigenartigen Charakter: Weder dem Patienten noch dem Besucher fällt außer Oberflächlichkeiten etwas Gescheites ein. *(Ein Gespräch über das Wetter erheitert die Kranken wenig, da sie ja nicht nach draußen dürfen).* Zum Glück erscheint irgendwann die Stationsschwester und schmeißt die Besucher raus, für Sie eine Art Erlösung. Das hätten Sie wieder mal hinter sich!

Die Ambulanz

Wenn der Patient großes Glück hat, wird er zwar ins Klinikum transportiert, von den Ärzten jedoch für nicht würdig befunden, stationär aufgenommen zu werden – er wird ambulant behandelt. **(Das Wort „Ambulanz" stammt aus dem Lateinischen, es kommt von „ambulare = gehen". Eine Behandlung in der Ambulanz gibt jedoch keine Garantie, daß der Patient danach noch gehen kann!)** Die Ambulanz

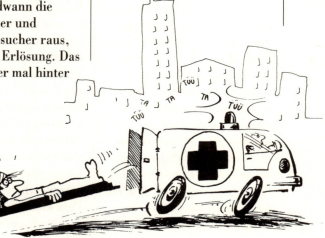

eines Krankenhauses erkennt man an den zahlreichen Gipsbeinen und -armen, welche dort überall herumliegen. Ambulanzschwestern zeichnen sich durch besonders kräftige Armmuskulatur, Ambulanzärzte durch extrem schnelle Behandlungsmethoden aus.

Die Ambulanz dient ausschließlich dem Zweck, akute Notfälle zu behandeln und ist daher an Werktagen von acht bis zwölf und von vier bis sechs Uhr einsatzbereit. Außerhalb dieser Zeit ist es sicherer, Unfälle und andere Notfallsituationen grundsätzlich zu vermeiden. Ambulanzärzte erkennt man an dem kleinen schwarzen Kasten, welchen sie in ihrer Brusttasche tragen. Es handelt sich um einen sogenannten Piepser, ein Funkrufgerät, das ihn jederzeit von Ihnen abrufen und zu einem wichtigeren Notfall hinrufen kann. Wenn der Piepston erklingt, läßt er Schere und Pinzette fallen und Sie in Ruhe. Sollte er doch noch einmal zu Ihnen

zurückkommen, steht Ihre Blutung meist von selbst.

Merke:
Der kluge Patient verläßt in diesem Fall sofort und unauffällig die Ambulanz und versorgt seine Wunden daheim. Sein Fehlen wird garantiert niemandem auffallen.

Die Entlassung

Kein Strafgefangener sehnt sich so nach seiner Entlassung wie ein Krankenhauspatient: Tag und Nacht lauscht er auf die herankommende Sirene eines Krankenwagens, in der Hoffnung, sein Bett könnte für einen dringenden Fall benötigt werden. (Die Chance ist rein rechnerisch etwas größer als ein Sechser im Lotto, man sollte sich jedoch wie beim Lotto nicht allzusehr darauf verlassen!) Ein wenig Psychologie kann die Entlassung beschleunigen. Sie müssen jedes Mittel anwenden, um

132

den Ärzten und Schwestern lästig zu fallen. Dazu gehört zum Beispiel, daß Sie jeden weißen Kittel, den Sie auch nur von Ferne sehen, mehrmals täglich fragen: „Wann darf ich nach Hause?" (Natürlich wäre es am besten, Sie würden sofort total gesund, aber das ist im Krankenhaus gar nicht so einfach. **Und auch wenn Sie selber ganz genau wissen, daß Sie völlig gesund sind, machen Sie das doch erst mal einem Arzt klar!**). Ein weiteres wichtiges Hilfsmittel, seine Entlassung durchzusetzen, ist die Klingel am Krankenbett. Benutzen Sie sie in viertelstündlichem Rhythmus, vor allem während der Nacht. (Irgendwann schreibt dann nämlich die Nachtschwester in das Wachbuch: „Kann man den Blinddarm von 115 nicht endlich nach Hause schicken – der macht mich noch wahnsinnig!") Wenn aber dann endlich der große Tag gekommen ist, müssen Sie einerseits eine gewisse Großzügigkeit an den Tag legen, andererseits aber erreichen, daß Sie in der Klinik nicht mehr so gerne gesehen sind. Schenken Sie dem Personal großzügig alle Ihre restlichen Mitbringsel, von der angebrochenen Kekspackung bis zu dem halbvertrockneten Kaktus. Sehen Sie aber bitte dringend von Geldgeschenken ab, das wirkt so peinlich und riecht zu sehr nach Bestechung!

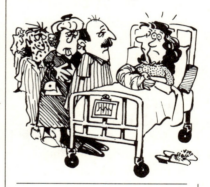

Merke:
Es gehört heute nicht mehr zum guten Ton, im Krankenhaus gesund zu werden. Über die Entlassung entscheidet ausschließlich der Bettenbedarf der einzelnen Stationen, nicht Ihr Gesundheitszustand.

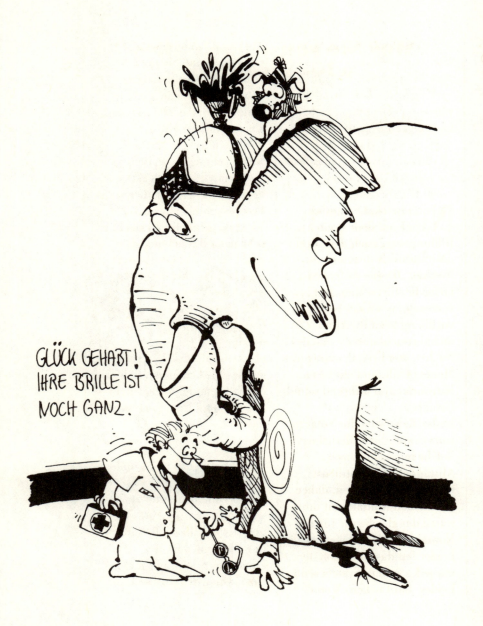

Was Sie sonst noch alles wissen sollten

Notärzte

Notärzte sind keinesfalls Ärzte auf dem zweiten Bildungsweg, nach dem Motto „Notabitur-Notexamen-Notarzt". Deren Aufgabe ist es vielmehr, Ihren Hausarzt zu vertreten, wenn der mal vorübergehend für kurze Zeit nicht erreichbar ist – also des Nachts, von Freitag mittag bis Montag früh, an Feiertagen, mittwochs und während seines Urlaubs.

In der Regel sind die Notärzte ganz gewöhnliche Mediziner, welche in regelmäßigen Abständen zum Notdienst herangezogen werden, daher gilt für den Kontakt mit ihnen genau das gleiche wie für den Kontakt mit dem Hausarzt. Leider hat das Notarztsystem wie jedes andere System seine Fehler und Lücken. Wenn Ihnen zum Beispiel am Wochenende beim Zirkusbesuch ein Elefant auf den Fuß tritt und ein Augenarzt gerade Notdienst hat, so haben Sie Pech gehabt. (Allerdings wird Ihnen jeder Gutachter gerne bestätigen, daß die Sehkraft wichtiger ist als die Gehfähigkeit). Auch müssen Sie bedenken, daß Sie einfach generell Pech gehabt haben, wenn Ihnen so etwas passiert.

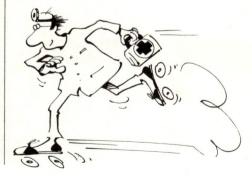

Merke:
Eine Amputation läßt sich ohne weiteres auf den nächsten Montag verschieben!

Verärgern Sie niemals einen Notarzt. Er ist es nämlich, der bei einer Alkoholkontrolle die Blutentnahme durchführen muß, wenn beim Blasen das bewußte Röhrchen zu grün geworden ist. Außerdem gehört zur Blutentnahme ein Gutachten des Notarztes über den Eindruck, welchen er von Ihnen hat. Fällt dieses günstig aus, so fällt wahrscheinlich auch das Urteil des Richters günstiger für Sie aus!

Kommt der Notarzt zu Ihnen ins Haus, bieten Sie ihm unbedingt eine Tasse Kaffee oder ein frisches Glas Bier an – so gewinnt man Freunde. Sollte aber einmal Ihr Hausarzt bereit sein, Sie am Wochenende zu besuchen, dann kann das nur zwei Ursachen haben: Entweder er hat ein schlechtes Gewissen, weil er bei Ihnen etwas falsch gemacht hat, und jetzt möchte er auf keinen Fall, daß ein anderer Arzt das rauskriegt. Oder er hat Angst, Sie könnten den Kollegen besser finden und den Arzt wechseln. **Andererseits hat es sich als keineswegs falsch erwiesen, regelmäßig einen Notarzt zu konsultieren. Vier Augen sehen schließlich mehr als zwei, und es war noch nie verkehrt, auch einmal eine andere Meinung zu hören.**

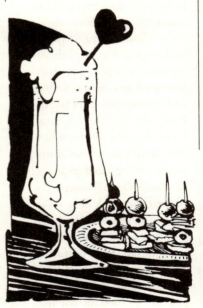

Pillen, Tropfen, Zäpfchen und Spritzen

Nachdem unsere Umwelt beim besten Willen nicht als absolut frei von Chemie zu bezeichnen ist, sollten Sie umgehend jede Angst vor unseren Medikamenten vergessen. Trotzdem bedürfen Sie weitreichender Informationen, damit Sie Ihrem Hobby noch viele Jahre ungefährdet nachgehen können. Eingehende Forschungen haben gezeigt, daß die Wirkung sehr vieler Medikamente zweifelhaft ist. Dagegen sind ihre Nebenwirkungen unbestritten. Eine gute und wertvolle Quelle der Information sind für den Patienten die Beipackzettel. Für fast jede Tablette gibt es nur ein bis zwei Anwendungsgebiete, aber meist zwanzig bis dreißig Nebenwirkungen. In die Bibliothek des Patienten gehört unbedingt die sogenannte „Rote Liste", ein Schinken vom Umfang des Telefonbuches einer mittleren Großstadt. In ihr findet er fast alle 150 000 (in Worten

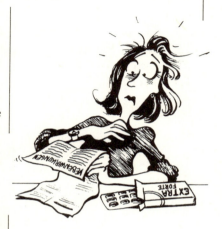

„einhundertfünfzigtausend") Medikamente, welche es bei uns gibt, und zwar mit allen Wirkungen und Nebenwirkungen, und, nicht zu vergessen, mit ihrem Preis.

Merke:
Für Medikamente gilt, was auch für unser liebstes Spielzeug, das Auto, richtig ist: Je teurer, desto besser!

Der Gesetzgeber hat sich zwar schon Gedanken darum gemacht, wie er dem Patienten

137

den Umgang mit Tabletten erleichtern kann. Leider erwiesen sich aber die meisten diesbezüglichen Vorschläge als nicht praktikabel. (So erscheint es als völlig sinnlos, Tabletten mit Nebenwirkungen rot zu färben; alle Tabletten haben Nebenwirkungen). Auf das Naheliegendste ist der Gesetzgeber aber nicht gekommen.

Unser Tip wäre zum Beispiel:
Tabletten mit sicherer Wirkung – rot,
Tabletten mit unsicherer Wirkung – blau,
Tabletten ohne Wirkung – grün.
Solch eine Farbgestaltung würde dem Patienten viel Zeit ersparen. Leider läßt sich jedoch die pharmazeutische Industrie darauf nicht ein.

Unsere Ärzte lernen auf der Universität, die Medikamente nach ihren Wirkstoffen einzuteilen. Das Präparat „XY" enthält zum Beispiel „Dipentachlorhexylmonomalatsalicyldiäthylessigsäure". Versuchen Sie doch mal, sich das zu merken! –

Keine Unruhe, unsere Ärzte behalten das auch nur bis zu drei Stunden nach dem Examen. Sie müssen in allen späteren Fällen genauso nachschlagen wie ein Patient, und deshalb brauchen die Ärzte die „Rote Liste" ebenso dringend wie Sie. Da bleibt neben dem unaussprechlichen Namen nur die Hoffnung, daß die Trefferquote des Medikamentes höher liegt als beim Lotto.

Merke:
Sie müssen nicht unbedingt all das schlucken, was Ihnen Ihr Arzt verordnet.

Gehen Sie also ruhig zu Ihrem Arzt in die Praxis und holen sich ein Rezept (schließlich will er ja auch leben), und lösen Sie das Rezept in der Apotheke ein (schließlich will der Apotheker ja auch leben), aber geben Sie das Medikament weiter in den Sperrmüll, wenn es Ihnen nicht besonders zusagt (siehe „Rote Liste").

Der automatische Anrufbeantworter

Haben Sie es auch so dick, wenn Sie mit einem Roboter verbunden werden? Mir graut es schon vor jedem Telefonat mit der Auskunft; alle zehn Sekunden klingt es metallisch und abgehackt vom Tonband: „Hier Auskunft! (Klick) Zur Zeit sind alle Leitungen besetzt. (Klick) Bitte gedulden Sie sich noch ein wenig (Klick)!" Um wieviel schlimmer ist es dann, wenn daheim die Gallenblase kolikt und der Anruf beim Hausarzt nichts anderes bringt als die Tonbandstimme: „Hier automatischer Anrufbeantworter Praxis Dr. Mayer, Telefon 259." – Achtung, hören Sie kurz weg, der ganze Satz wird noch einmal wiederholt nebst Telefonnummer, als ob Sie die nicht wüßten, schließlich haben Sie sie ja gewählt! – „Die Praxis ist zur Zeit nicht besetzt!" – Na klar, sonst liefe ja diese dämliche Maschine nicht. – „Sprechstunden Montag bis Freitag

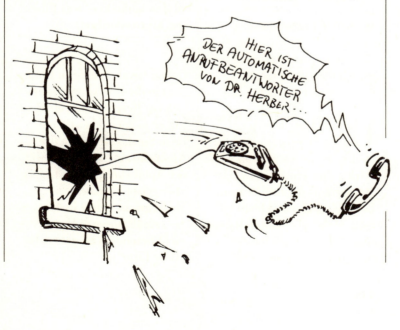

von 9–12 und 16–19 Uhr, außer Mittwoch nachmittag". – Das wissen Sie auch, aber jetzt ist Mittwoch nachmittag!!! Außerdem wären Sie doch sonst in die Praxis gekommen. „In dringenden Notfällen können Sie versuchen, mich unter der folgenden Nummer zu erreichen: xyxyxyxyxyxyx!" – Wo ist denn wieder was zum Schreiben? Mist, der Kugelschreiber geht mal wieder nicht! Und bis Sie was zum Schreiben gefunden haben, ist die Ansage längst zu Ende, und Sie müssen sich den ganzen Sermon noch einmal von vorne anhören, woran nur die Post verdient, und unter der neuen Nummer meldet sich dann doch niemand. Also versuchen Sie es eben gleich beim Notdienst. Der clevere Patient wendet sich entweder an den Doktor ein paar Häuser weiter, der soeben lautstark seinen Rasen mäht, oder er nutzt einen kleinen und (erstaunlicherweise) kostenlosen Dienst der Bundespost: Er sucht sich im Telefonbuch von vornherein einen Hausarzt, vor dessen Telefonnummer nicht das kleine „q" steht – das bedeutet nämlich, daß er keinen automatischen Anrufbeantworter besitzt.

Die häufigsten Ursachen weitverbreiteter Krankheiten

Kopfschmerzen	1) Pille	Übergewicht	1) Pille
	2) Föhn		2) Föhn
	3) Der Partner		3) Der Partner
	4) Streß		4) Streß

140

Untergewicht	1) Pille
	2) Föhn
	3) Der Partner
	4) Streß
Wadenkrämpfe	1) Pille
	2) Föhn
	3) Der Partner
	4) Streß

> **Rauchen als Krankheits-ursache ist auszu-schließen, da die meisten Ärzte selber rauchen, und sie müssen es ja schließlich wissen!**

Vertretung in der Praxis

Es gibt immer noch ein paar Ärzte, welche sich während ihres Urlaubs einen anderen Arzt als Vertreter in die Praxis holen, sei es, um in dieser Zeit keine Patienten an die umliegenden Kollegen zu verlieren, sei es, weil sie aus tiefem Verantwortungsgefühl heraus ihre Patienten nicht allein lassen wollen. Für Sie bietet sich jetzt eine herrliche Gelegenheit, Ihren Hausarzt einmal zu überprüfen. Meist kann der Vertreter die Handschrift des Praxis-inhabers nicht lesen und so seine Eintragungen auf Ihrer Karteikarte nicht nachvoll-ziehen. Damit aber ist er auf Ihre Angaben angewiesen! Lassen Sie sich diese seltene Stunde nicht entgehen. Sie lernen vielleicht völlig neue Diagnosen kennen und bekommen endlich ein wirksames Medikament.

Praxisvertreter sind meist jüngeren Baujahres, und ihr Studium liegt nicht allzu weit zurück. Sie beherrschen die neuesten Leiden der Menschheit und Behandlungs-

141

methoden, die in keinem Arztbuch stehen. Chronische Krankheiten werden – besonders bei Privatpatienten – plötzlich auf geheimnisvolle Weise durch eine einzige Spritze für immer ausgeheilt. Manche Praxisvertreter können einem älteren Arzt durch solche Spontanheilungen glatt dreißig Prozent ihrer Patienten in einem einzigen Urlaub wegheilen (weswegen sich der Beruf des Praxisvertreters sicher nicht mehr lange halten wird).

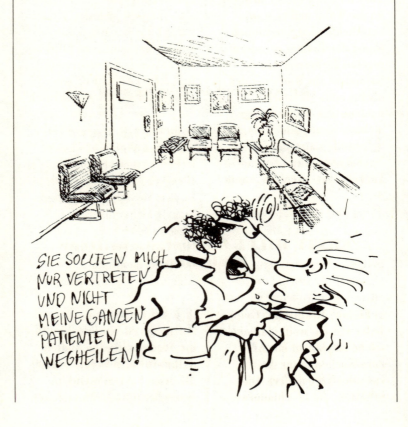

Hilfe zur Selbsthilfe oder: Wenn der Arzt fehlt

Trotz der Ärzteschwemme, welche unsere Krankenkassen immer wieder drohend an die Wand malen, – in entscheidenden Situationen findet der Patient geradezu regelmäßig keinen Arzt; besonders am Wochenende, nachts oder Mittwoch nachmittags. Es bleibt ihm nichts anderes übrig, als zur Selbsthilfe zu greifen. Nachdem er aber über gewisse Vorkenntnisse verfügt, kann ihm eigentlich soviel gar nicht passieren. Und außerdem, zumeist passiert ja nur den anderen was, so kann Selbsthilfe nur selten zur Selbstverstümmelung führen. Der folgende Kurzlehrgang für „ERSTE HILFE" ist ausschließlich für medizinisch vorgebildete Patienten bestimmt, jeder Laie sollte von den nun beschriebenen Behandlungsmethoden striktestens die Finger lassen!

ERSTE HILFE für fortgeschrittene Patienten

a) Fieber, Erkältung, Grippe: Jeder Patient weiß, daß eine solche Krankheit mit Arzt zwei Wochen, ohne Arzt vierzehn Tage dauert. Die Schotten, die ja schlauerweise ihre Ärzte nur dann aufsuchen, wenn sie bewußtlos hingefahren werden, halten dafür ein gutes Rezept bereit: „Hängen Sie Ihren Hut an einen Bettpfosten und trinken

Sie solange Whisky, bis Sie zwei Hüte sehen"!
In der Arzneimittellehre wird der Alkohol unter den Betäubungsmitteln abgehandelt, und das mit Recht – während der oben angeführten Therapie leidet der Patient weder unter Gliederreißen, noch unter Schüttelfrost und ganz bestimmt nicht unter Kopfweh. (P. S.: In unseren Breiten tut es auch ein guter Obstler oder eine Pils-Kur.) Kopfschmerzen treten erst nach gründlicher Behandlung auf, aber zeigen Sie mir erst einmal irgendein Medikament, bei welchem es nicht im Waschzettel heißt, es können nach der Einnahme Nebenwirkungen auftreten. Und außerdem sagt jeder Arzt: Reichlich trinken, das ist wichtig für die Nieren!

b) Husten:
Als uraltes Hausmittel empfiehlt sich hierbei ein ganz starkes Abführmittel, zum Beispiel Rizinusöl. Wer das eingenommen hat, traut sich nicht mehr zu husten.

Alkohol hat weniger Nebenwirkungen als 99% aller Medikamente.

c) Magenschmerzen:
Die Gastritis und das Magengeschwür sind ausschließlich die Folge körperlicher und geistiger Überlastung, also die Reaktion auf „Streß". Der totale Rückzug in die Stille eines kuscheligen und warmen Bettes ist hier das Mittel der Wahl. Auf den Nachtkasten gehört natürlich eine Flasche Magenbitter, denn ganz ohne Chemie heilt heutzutage keine Krankheit aus. Der Patient meidet bei Magenschmerzen Chefs, Kollegen, Ehepartner, Kinder und Briefträger, welche die berühmten Binnenbriefe bringen („Zahlen Sie binnen…!).

d) Kreuzweh:
Die einzige Ursache für Rückenschmerzen sind Verkrampfungen der Muskulatur, die logischerweise gelöst werden müssen. Die beste Methode, sich zu entspannen, können wir hier leider nicht beschreiben, das verbietet die freiwillige Selbstkontrolle, aber Sie werden schon wissen, was ich meine. Statt dessen kann aber

144

auch ein ausführlicher Saunabesuch Abhilfe schaffen, anschließend gehört der Patient natürlich sofort ins warme Bett. Vergessen Sie aber auch hier die Chemie nicht. – Alkohol wirkt nicht nur betäubend, sondern auch deutlich entspannend. Im Winter empfiehlt unser medizinischer Berater einen oder mehrere Jagertee (in südlichen Gefilden) oder zwei bis drei steife Grogs (im nördlichen Flachland). Während der wärmeren Jahreszeit nimmt der Kenner sich eine Flasche guten alten Burgunders oder einen abgelagerten Grauvernatsch zur Brust.

Merke:
Es handelt sich beim Trinken um eine medizinische Maßnahme, zufällig Anwesende sollten daran nicht teilhaben – schließlich bieten Sie ja Ihren Mitmenschen auch keine Herztabletten oder Kopfschmerztabletten an, wenn Sie welche einnehmen!

e) Blasenleiden:
Erkrankungen der ableitenden Harnwege – so nennt der Facharzt das und natürlich auch der fortgeschrittene Patient – können nur dann entstehen, wenn der Mensch zu wenig trinkt. Handeln Sie entsprechend (2 Liter am Tag gelten als Minimum!), weitere Therapieanweisungen erübrigen sich.

f) Krampfadern:
Nachdem es sich hier wieder einmal um ein krampfbedingtes Leiden handelt, greift der Patient selbstverständlich zum Alkohol: er macht naßkalte Alkohol-Umschläge. Vergessen Sie dabei bitte auf keinen Fall, daß zu jeder äußerlichen Therapie auch die innere Behandlung gehört.

Merke:
Äußerlich Isopropylalkohol, innerlich Äthylalkohol. Ihr Apotheker wird Sie gerne über diesen kleinen, aber wesentlichen Unterschied aufklären!

g) Kreislaufkollaps:

Das ist keine Krankheit, sondern ein gezielt einzusetzendes Mittel, um bestimmte Dinge durchzusetzen, wie zum Beispiel einen freien Nachmittag, ein verlängertes Wochenende, wenn der Donnerstag wieder einmal ein Feiertag ist, oder um die Aufmerksamkeit des Arztes zu wecken, wenn er vergißt, die Arbeitsunfähigkeitsbescheinigung auszustellen.

h) Leberleiden:

Eine nicht-existente Krankheit, welche uns immer wieder Ärztemuffel und Spielverderber einreden wollen. Die menschliche Leber dient in erster Linie dazu, den Körper zu entgiften. Der wahre Patient weiß aber, daß wir ebenso gut alle schädlichen Gifte aus unserem Körper ausscheiden, wenn wir unseren Nieren reichlich zu tun geben, das heißt, wenn wir genügend trinken. **Fazit: Wer von vornherein genug trinkt, braucht seine Leber gar nicht, er kann dieses Organ tatsächlich völlig vergessen.**

i) Zahnschmerzen:

Davon wollten wir doch nicht reden, hatten wir uns geschworen. Es gibt einfach Dinge im Leben, welche besser unerwähnt bleiben. Außerdem kann man dagegen sowieso nichts machen, also lassen wir das!

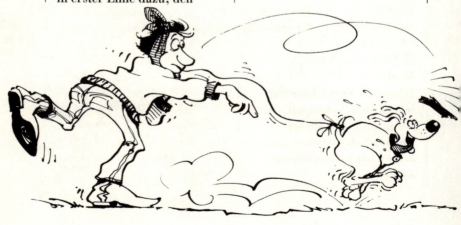

Welche Sportarten Sie meiden sollten, oder was Ihnen beim Sport passieren kann

Ein Patient sucht sich seine Sportart nicht danach aus, welche Bewegungen, sondern welche Sportverletzungen ihm liegen:

Sportart	Gefahren	Krankheitsdauer
Angeln	Ertrinken	Tage bis Jahre
	Erkältung	
Bergsteigen	Herzinfarkt	Monate bis Jahre
Boxen	Nasenbeinbruch	Monate bis Jahre
	Unterkieferbruch	Monate bis Jahre
	Leberriß	Monate bis Jahre
Eislaufen	Steißbeinbruch	Monate bis Jahre
Fußball	Meniskusriß	Monate bis Jahre
Golf	Bandscheibenvorfall	Monate bis Jahre
Gymnastik	Bänderriß	Monate bis Jahre
Handball	Bißwunden	Monate bis Jahre
Joggen	Herzinfarkt	Monate bis Jahre
Squash	Gesichtsplatzwunden	Monate bis Jahre

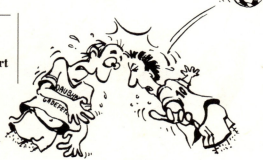

Merke:
Irgendein Verrückter hat irgendwann behauptet, Sport sei gesund. Von dieser Theorie leben unsere Ärzte seit vielen Jahren hervorragend.

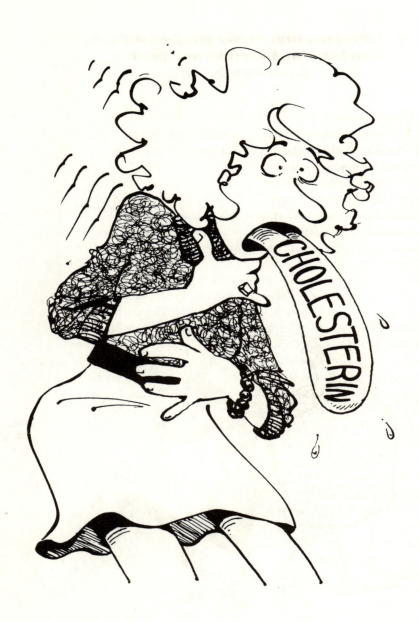

Patient und Speiseplan oder: vom Sinn und Unsinn der Diäten

Hängt Ihnen das Wort Cholesterin auch so zum Hals heraus? Nicht zuletzt auch deshalb, weil Sie wissen, daß es den Begriff vor dreißig Jahren überhaupt noch nicht gab? An dieser Stelle muß man ein gewisses Verständnis für unsere Ärzte aufbringen.

Damals existierten noch so lukrative Krankheiten wie Wundstarrkrampf, Diphtherie, Mumps und viele andere Leiden. Seitdem es jedoch der Wissenschaft gelang, alle diese Leiden wegzuimpfen, mußten sich unsere Ärzte nach anderen

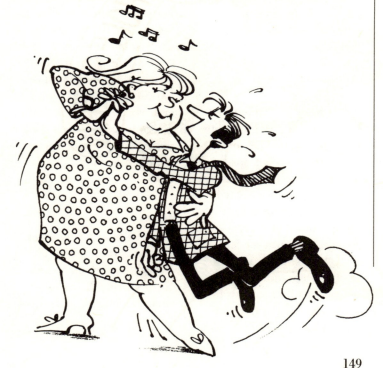

Wegen umsehen, um ihr tägliches Brot zu verdienen. So entstanden die Fettstoffwechselstörungen, der Streß und die Managerkrankheit. Auch das Übergewicht gibt es schon seit Tausenden von Jahren, nur galt es früher als Zeichen von Gesundheit und Wohlbefinden. Heute muß Übergewicht als Krankheit herhalten, bösartige Mediziner haben ihm sogar einen anderen Namen gegeben, noch dazu einen ekelhaften – sie nennen das neuerdings Fettleibigkeit (Adipositas).

Der belesene Patient weiß genau, daß wohlbeleibte Menschen fast immer einen glücklichen Gesichtsausdruck mit sich herumtragen, magere dagegen eher zur Grämlichkeit neigen. Da sieht man wieder einmal einen typischen Zwiespalt unserer modernen Zeit: Während der Mensch einerseits erkannt hat, welchen Einfluß die Psyche auf seinen Körper hat und daher klar ersichtlich ist, daß ein glückliches Naturell gesund sein muß, versucht der Arzt andererseits dem glücklichen, aber etwas wohlgenährten Mitmenschen einzureden, er sei besonders krankheitsgefährdet. – Welch ein Unsinn, lassen Sie sich nicht von Ihrem Wohlbefinden abbringen. Wenn Ihnen das Herz nach einem saftigen Schweinebraten steht, so genießen Sie ihn! Die Natur weiß genau, wann ein gewisser Fettmangel Ihren Stoffwechsel belastet, und daß dieser dringend ausgeglichen werden muß. Glauben Sie der Natur mehr als den Ärzten, bisher hat sie sich stets als klüger erwiesen!

Heißhunger bedeutet immer einen Mangel, und der sollte behoben werden!

Merke:
Nur Politiker können von Diäten gesund leben, ein Normalbürger sollte seine Existenz durch so etwas nicht leichtfertig aufs Spiel setzen!

150

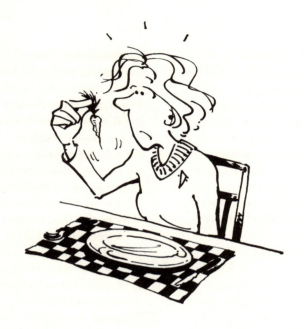

Träume sind keine Schäume

Traumdeutung ist keine Scharlatanerie! Die Psychologen haben schon lange erkannt, daß unsere Träume wichtige Aufschlüsse über unser Innenleben geben und ihre richtige fachmännische Analyse eine wesentliche Rolle bei der Diagnose der psychischen Krankheiten spielt.

Wovon der Nicht-Patient träumt:
Er träumt von einem Lottogewinn, einem Luxusauto, einer Traumfrau oder einem Häuschen mit Garten – also von Dingen, die er sich eigentlich durch konsequente Arbeit oder durch das Ausfüllen zahlreicher Lottoscheine selbst beschaffen

151

könnte. Er könnte sich logischerweise das Träumen sparen. Fazit: Er ist des Morgens völlig sinnloserweise unausgeschlafen, muffig zu seiner Familie und ineffizient an seinem Arbeitsplatz, mit der Folge, daß der Gegenstand seiner Träume, anstatt in Greifweite zu kommen, weiter wegrückt. Daraus entsteht erneuter Frust, und der macht, wie wir alle wissen, krank!

Wovon der Patient träumt: Zunächst sei festgestellt, daß ein Patient nicht nur einfach so vor sich hinträumt, nein er träumt zielgerichtet. Nachdem er die Probleme kennt, die falsche Träume nach sich ziehen können, verzichtet er

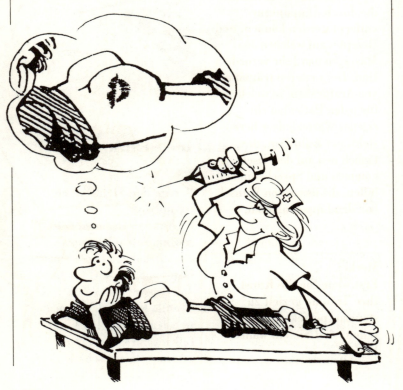

auf solche, die ihn krank machen könnten. Und er vermeidet vor allem banale Träume, das heißt solche, die er sich jederzeit selbst erfüllen könnte. Seine Träume kreisen vielmehr um die Dinge, von denen er nur träumen kann. Dazu gehören Ärzte, die jederzeit erreichbar sind, vollkommen schmerzfreie Operationen, Weisheitszähne, die durch Akupunktur entfernt werden können, und Rezepte, auf welchen 365 Massagen pro Jahr verordnet sind. Des weiteren träumt er von Arztpraxen, in welchen für jeden Patienten ein eigenes Wartezimmer bereitsteht, mit Zeitungen, die täglich neu auf den Tisch kommen und Sprechstundenhilfen, die ihm jeden Wunsch von den Lippen ablesen.

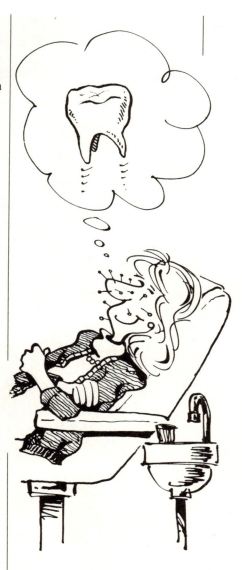

Merke:
Erst wenn Sie die Kunst, Ihre Träume gezielt zu steuern, perfekt beherrschen, sind Sie ein wahrer Patient.

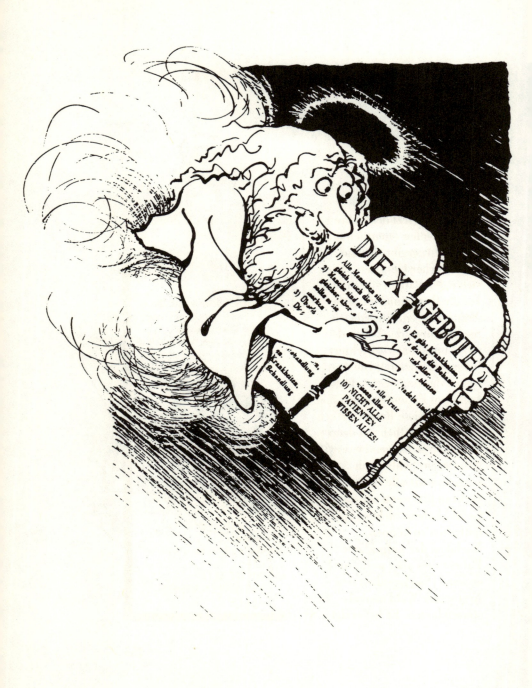

Der ideale Patient

Daß der Arzt des wahren Patienten eigentlich nicht würdig ist, ergibt sich aus allem vorher Gesagten. Wenn sich jeder Patient so gründlich auf die Begegnung mit dem Arzt vorbereiten würde wie Sie, so würde das Leben der Ärzte ungeheuer erleichtert (oder kompliziert). Die Ärzte wissen das und zeigen dem kundigen Patienten gegenüber oft eine gewisse Reserviertheit – was verständlich ist, denn sie fühlen sich irgendwo unterlegen. Schließlich reagieren wir alle etwas verkrampft, wenn wir das Gefühl haben, nicht so richtig mithalten zu können. Nachdem der aufgeklärte Patient dies aber weiß, wird er seine Überlegenheit den Arzt seiner Wahl niemals spüren lassen. Er beherzigt

die zehn Gebote für den Patienten:

1) Alle Menschen sind gleich, auch die Ärzte.
2) Manche sind etwas gleicher, aber man sollte es sie niemals merken lassen.
3) Überlassen Sie die Diagnose dem Arzt, auch wenn Sie es schon vorher wußten.
4) Es gibt Krankheiten, die trotz Behandlung ausheilen.
5) Es gibt Krankheiten, die ohne Behandlung ausheilen.
6) Es gibt Krankheiten, die durch die Behandlung ausheilen.
7) Nicht alle Tabletten sind rund.
8) Nicht alle Nadeln sind stumpf.
9) Nicht alle Ärzte wissen alles.
10) NICHT ALLE PATIENTEN WISSEN ALLES!

155

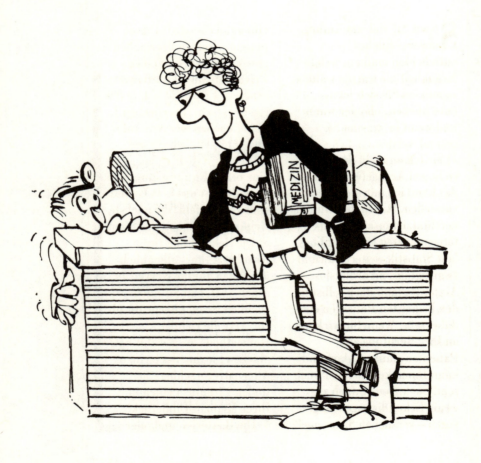

Der Patient wird gesund

So wie Sie sich am Anfang unseres Buches entscheiden mußten, welche Krankheit Sie warum wählen, so müssen Sie sich jetzt entschließen, ob oder wann und wenn ja, warum Sie gesund werden.

1) Sie haben nicht den richtigen Arzt gefunden. Also, das kann ich mir nicht recht vorstellen. Neben den einhundertfünfzigtausend berufstätigen Ärzten bei uns gibt es laut Statistik weitere vierundzwanzigtausend arbeitslose Ärzte. Da muß doch selbst für den heikelsten Patienten einer dabei sein. Wenn Sie wirklich an Ihre Berufung zum Patienten glauben, darf und kann Ihnen kein Weg zu weit sein! Sie haben einfach zu wenig Erkundigungen eingezogen – versuchen Sie es noch einmal, diesmal als Privatpatient. (Kein einigermaßen gescheiter Arzt läßt einen Privatpatienten kurzfristig genesen. Er würde sich ja das eigene Geschäft verderben!)

2) Sie wachen morgens auf und sind plötzlich gesund. – Für einen Patienten mag das eine herbe Enttäuschung sein. Trotzdem ist das kein Grund zum Verzweifeln, die nächste Grippewelle kommt bestimmt!

3) Die Behandlung Ihrer Krankheit fängt allmählich an, Ihnen auf die Nerven zu gehen. – Haben Sie auch wirklich genau überprüft, ob Ihr Arzt die richtige Heilmethode ausgewählt hat? Machen Sie ihm doch einen Alternativvorschlag, Sie finden garantiert einen in Ihrer Medizin-Bibliothek!

4) Die Bakterien und/oder

Viren haben den Spaß an Ihrem Körper verloren. – Stellen Sie sich im nächsten Supermarkt in die Schlange. Irgendeiner hustet immer und wird Ihnen somit die nötige Zahl neuer Krankheitserreger rüberblasen.

5) Sie haben auch die letzte der uralten Zeitschriften im Wartezimmer Ihres Arztes ausgelesen? – Lassen Sie sich doch zu einem Facharzt überweisen!

6) Ihre Familie sagt Ihnen: „Jetzt reicht's aber erst mal für einige Zeit, jetzt ist der Papa/die Mama dran!" – Gönnen Sie doch Ihrem Partner auch mal ein wenig Zuwendung, Sie können ihn ja nach drei bis vier Monaten wieder ablösen.

7) Ihr Hausarzt will Sie zu einem Psychiater überweisen. – Jetzt kommt eine schwierige Entscheidung auf Sie zu: Wollen Sie akut oder chronisch krank sein? Hält der Chef Ihnen Ihren Arbeitsplatz auch nach sechs Monaten noch frei? Reicht Ihre Krankheit für einen Schwerbehindertenausweis aus? Haben Sie schon lange genug geklebt? Wie hoch fällt Ihre Rente aus?

8) Sind Sie jetzt wirklich gesund, oder behauptet das nur Ihr Hausarzt?

9) Sind Ihre Medikamente zu Ende?

10) Haben Sie dieses Buch auch wirklich von Anfang an gründlich studiert? – Vielleicht fangen Sie besser noch einmal ganz von vorne an!

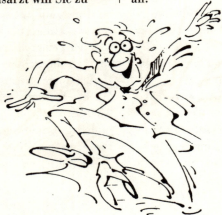

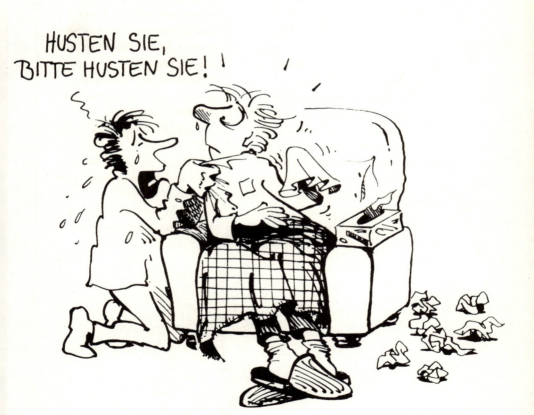

Nachwort

Wir haben uns bemüht, mit diesem Ratgeber jedem eventuellen Patienten einen Schlüssel zu einem glücklichen und zufriedenen Leben in die Hand zu geben. Es ist uns daher ein inneres Bedürfnis, an dieser Stelle Dank zu sagen – all den Patienten, welche ärztliche Behandlung auf sich genommen haben, um uns dadurch wertvolle Hinweise auf die damit verbundenen Risiken zu geben – all den amtlichen Stellen, welche unser Gesundheitswesen verwalten – all den Wissenschaftlern, welche überhaupt erst die Krankheiten erfunden haben, die ein solches Werk notwendig machen – und all den Ärzten, ohne die es den Patienten überhaupt nicht gäbe.

DANKE

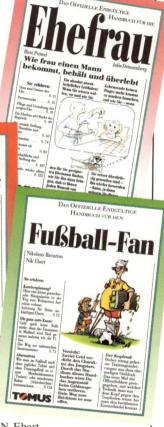

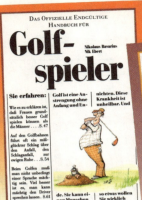